Die urologischen Komplikationen des Collum-Carcinoms

von

Privat-Dozent Dr. Rudolf Hohenfellner
Oberarzt an der Urologischen Universitätsklinik Homburg/Saar

Mit 51 Abbildungen

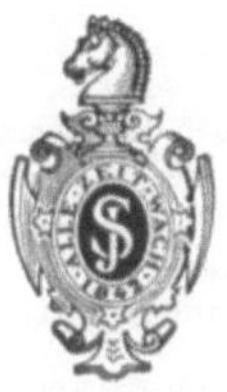

Springer-Verlag Berlin · Heidelberg · New York 1965

ISBN-13: 978-3-540-03330-1   e-ISBN-13: 978-3-642-86391-2
DOI: 10.1007/ 978-3-642-86391-2

Titel-Nr. 1295

Geleitwort

Wenn die Urologen die Ergebnisse ihrer Konsiliartätigkeit und Mitarbeit an anderen Kliniken nicht nur zusammenfassen und zur Diskussion stellen, sondern auch durchsetzen, daß man die Frucht ihrer Arbeit zur Kenntnis nimmt, dann entsteht ein echtes und wertvolles Gemeinschaftswerk. Der Ertrag für die Klinik ist groß. Dies bezeugt die Publikation von R. Hohenfellner, der in jahrelanger Arbeit mit den Herren der Wiener Frauenkliniken wichtige Fragen klären konnte. Die Urologische Klinik hat ihre eigene Problemstellung und eigene Arbeitsmethoden. Die Therapie der weiblichen Genitalcarcinome bedarf einer gewissen Perfektion, zu der die Urologen durch eine verfeinerte Diagnostik beitragen können. Die plastischen Operationen zur Umgehung von Stenosen, zur Heilung von Fisteln usw. wurden von Urologen ausgebaut und verbessert. Die Technik transurethral-endoskopischer Eingriffe wurde vervollkommnet, so daß manche Operationen vermieden werden können. Dies und vieles andere wäre anzuführen, um den Wert des urologischen Beitrages zu charakterisieren. Der Autor hat nicht geruht, bis seine Untersuchungen und die daraus gezogenen Schlußfolgerungen zur Monographie gereift waren. Es wäre begrüßenswert, wenn viele Gynäkologen und Urologen nicht nur bereichert, sondern auch zu jenen Fragen hingeführt würden, die noch beantwortet werden müssen. Der Geist der Zusammenarbeit, aus dem dieses kleine Werk entstand, möge weitere Früchte tragen.

Wien, am 24. Mai 1965　　　　　　　　　　　　　　　　　　R. Übelhör

Vorwort

Zahlreiche Publikationen der letzten Jahre wurden den Zusammenhängen gynäkologischer und urologischer Probleme gewidmet und lösten in der Folge wiederum eine Fülle von experimentellen Untersuchungen aus, die sich mit den Fragen der Anatomie und Patho-Physiologie der Blase und des distalen Harnleiters beschäftigten. Die heutige Technik der Wiederherstellungschirurgie im Bereiche des distalen Harnleiters beruht daher zum größten Teil auf Erfahrungen, die bei der Behandlung urologischer Komplikationen des Collumcarcinoms gewonnen wurden.

In der vorliegenden Arbeit wurde versucht, einen Überblick über Ursache, Diagnostik, Therapie und Prophylaxe der urologischen Begleiterscheinungen, die bei der Behandlung des Collumcarcinoms auftreten können, zu geben. Von vornherein war es naheliegend, daß ein solcher Versuch insofern unvollständig bleiben mußte, als sowohl bei der operativen Therapie wie auch der Strahlenbehandlung individuelle behandlungstechnische Faktoren eine Rolle spielen und somit Komplikationen, die am eigenen Krankengut gehäuft auftraten, anderenorts vielleicht selten oder überhaupt nicht beobachtet werden.

Der vorliegenden Arbeit liegt ein Krankengut von nahezu 700 operierten und 1200 bestrahlten Patientinnen zugrunde, die über einen Zeitraum bis zu 10 Jahren exakten urologischen Verlaufskontrollen unterzogen wurden. Neben diesem geschlossenen, aus der I. Universitäts-Frauenklinik in Wien stammenden Krankengut stützen sich die eigenen Erfahrungen noch auf zahlreiche Fälle, die von verschiedenen gynäkologischen und chirurgischen Spezialabteilungen zugewiesen wurden. Bei der Bearbeitung des Krankengutes fiel nach kurzer Zeit auf, daß bestimmte Komplikationen hinsichtlich des zeitlichen Auftretens, der Symptomatologie und des weiteren Verlaufs eine gewisse Übereinstimmung zeigten. Daraus ergab sich eine zwangsläufige Einteilung in einzelne Komplikationsgruppen. In der weiteren Folge wurde der Versuch unternommen, die Ursachen bzw. das pathologisch-anatomische Substrat, welches den einzelnen Komplikationsgruppen zugrunde liegt, aufzufinden.

Aus dem Studium des einschlägigen Schrifttums geht hervor, daß sowohl den Störungen des Harnabflusses als auch der Harninfektion bisher zu wenig Beachtung geschenkt wurde.

Voraussetzungen für das Zustandekommen der vorliegenden Arbeit war die Bildung einer Arbeitsgruppe, bestehend aus Gynäkologen, Urologen und Strahlentherapeuten. Die Herren Prof. ANTOINE, Prof. ÜBELHÖR, Dr. JANISCH, Dr. PLOHBERGER und Dozent Dr. WEGHAUPT hatten an der Bildung dieses Teams entscheidenden Anteil.

So nachteilig sich die Trennung der Kompetenzen benachbarter Fachdisziplinen beim plötzlichen Auftreten von Komplikationen für die Patienten auswirken können, so vorteilhaft erwies sich hier eine enge persönliche Zusammenarbeit.

Herrn Dr. A.-W. SCHMIDT, Herrn Dr. PLANZ und Fräulein CILLI MAI sei an dieser Stelle für ihre Mitarbeit bei der Durchsicht des Manuskriptes besonders gedankt. Ebenso Herrn Prof. K. ENDTRESSER für die Anfertigung der Abbildungen.

Homburg, Mai 1965 R. HOHENFELLNER

Inhaltsverzeichnis

I. Anatomische Vorbemerkungen

Die Blutversorgung der Blase erfolgt über die A. ves. sup. sowie die in variabler Zahl vorhandenen Äste der A. ves. inf. Weder die Einzelunterbindung der angeführten Blutgefäße, noch die Unterbindung der A. hypogastrica, aus der die genannten Gefäße entspringen, gefährdet ernstlich die Versorgung der Blase, die über urethrale Gefäßanastomosen weiter aufrechterhalten wird. Dies ist insofern von praktischer Bedeutung, als bei den Wiederherstellungsoperationen im Bereiche des distalen Harnleiters, unter Verwendung gestielter Blasenlappen, trotz der notwendigen Unterbindung zuführender Gefäße keine Ernährungsstörungen zu befürchten sind. Ebenso ist die gesamte Längsspaltung der Blase beim transperitonealen Verschluß von Blasenscheidenfisteln, ohne Gefahr einer späteren Nekrose möglich.

Die Blutversorgung der Ureteren erfolgt descendierend durch längsverlaufende Äste der A. renalis, zu denen proximal der Gefäßkreuzungsstelle von medial her noch Äste der A. ovarica und A. iliaca communis hinzukommen. Distal der Gefäßkreuzungsstelle sind es Äste der A. hypogastrica, A. uterina, A. vaginalis und A. ves. sup., die von lateral her an den Ureter herantreten und sowohl untereinander als auch ascendierend mit den erstgenannten Gefäßen, zahlreiche netzförmige Anastomosen eingehen. Die Gefäße verlaufen in zarten, dem Ureter anliegenden, auch als Mesureter (PALMRICH) bezeichneten Bindegewebslamellen, von wo aus sie die Harnleiterwand mit zahlreichen feinen Verzweigungen durchsetzen. Entsprechend den Untersuchungen von HALTER und PLATZER zeigt die Gefäßversorgung des Harnleiters eine große Variationsbreite. Bei der Operation des Collumcarcinoms ist die Unterbindung von Gefäßen notwendig, die den distalen Harnleiter mit Blut versorgen (Ligatur der A. hypogastrica). Die Blutversorgung des Harnleiters ist dennoch gewährleistet, wenn proximal der Gefäßkreuzungsstelle die medial an den Harnleiter herantretenden Gefäße nicht unterbunden werden und der Mesureter erhalten wird. HALTER empfiehlt auf Grund anatomischer Studien die Erhaltung der Art. ves. sup. durch Vermeidung einer Ligatur des Ligamentum umbilicale laterale.

Die Blasenschleimhaut und die Submucosa sind nach neueren anatomischen Arbeiten (RENYI-VÁMOS) frei von Lymphgefäßen. Diese beginnen erst in der Muscularis, vereinigen sich subserös zu größeren Gefäßen und verlaufen dann entlang der vesicalen, uterinen und hypogastrischen Gefäße sowie entlang dem Bindegewebsblatt des Mesureters. Die Lymphgefäße des Trigonums ascendieren im Mesureter und folgen dem Verlauf des Harnleiters.

Blase und Cervix uteri besitzen somit ein gemeinsames abführendes Lymphsystem. Beiden Organen sind die Lymphknotenstationen der Lnn. hypogastrici, Lnn. obturatorii der äußeren inguinalen sowie der paraaortalen Knoten gemeinsam. Eine Lymphangiosis Carcinomatosa entlang der unteren Harnleiterabschnitte sowie der Blasenwand wurden von JAVERT beim Carcinoma coll. ut. beobachtet.

Ein kurzer Überblick über die nervale Inervation der Blase soll die Probleme aufzeigen, die sich bei der zwangsläufigen Zerstörung von Nervenbahnen und Ganglien im Rahmen der Radikaloperation ergeben.

Die sympathischen Fasern entstammen Th 12, L 1 und L 2 und sind Teile des Plexus paraaortalis. Über der Aortenbifurkation verlaufen die zu einem Strang ver

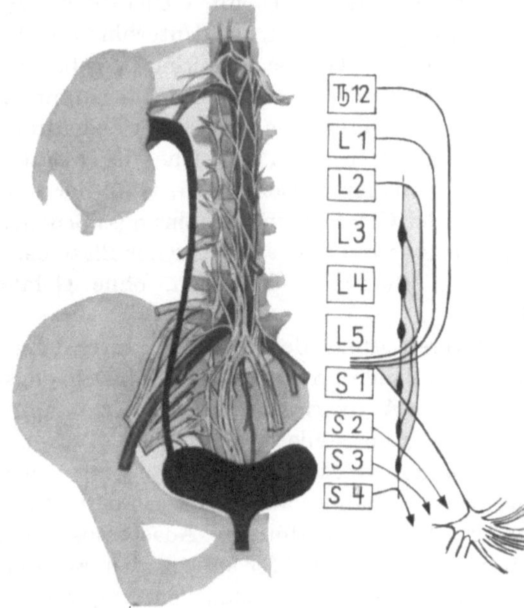

Abb. 1. Schematische Darstellung der nervalen Versorgung der Harnblase

einigten Nervenfasern als Nervus praesacralis in Richtung Promontorium, wobei schmale Äste vom dritten und vierten lumbalen sowie vom zweiten und dritten sacralen Ganglion des immer dünner werdenden sympathischen Grenzstranges hinzutreten. In Höhe von L 5 bzw. S 1 teilt sich der N. praesacralis in einen rechten und linken Ast (Plexus hypogastr. inf.), um zu dem neben dem Rectum seitlich knapp oberhalb und unter der Einmündungsstelle der Ureteren gelegenen Ganglion pelvicum zu ziehen.

Die parasympathischen Fasern entspringen dem zweiten, dritten und vierten Sacralsegment (Rami anteriores) treten durch die Sacrallöcher und verlaufen in der seitlichen Beckenwand (N. erigentes, N. pelvic.) zum Ganglion pelvicum. Letzteres enthält somit sympathische und parasympathische Fasern und ist ein Hauptschaltzentrum für alle zur Blase führenden Nervenbahnen. Neben dem sympathischen und parasympathischen System besitzt die Blase noch eine dritte, offenbar unabhängige nervale Versorgung, die auch dann noch die Entleerung der Blase und Erhaltung des Detrusortonus gewährleistet, wenn die beiden ersten Systeme ausfallen oder gestört sind, wie dies bei radikalen Operationen im kleinen Becken der Fall sein kann. Es handelt sich um accessorische Nervenfasern, die aus S. 2, S. 3, S. 4 aus den Rami ant. entspringen und perivasculär in der endopelvinen Fascie verlaufend an der Uretereintrittsstelle, ohne den Plexus pelvicus zu kreuzen, eintreten. Denselben Weg nehmen auch sympathische Fasern. Auf diese Weise ist die Blase von einem dritten nervalen System versorgt, welches erst ausfiele, würde das gesamte laterale Beckenbindegewebe mitentfernt werden.

Die Stimulation des Nervus pudendus bewirkt eine Kontraktion der äußeren Harnröhrenmuskulatur. Bei Durchtrennung des N. pudendus entsteht eine irreparable Inkontinenz. TORBEY und LEADBETTER zeigten an Hand ausgedehnter Tierversuche, daß ausschließlich dem Nervus pelvicus eine „motorische" Funktion zukommt. Der Sympathicus erwies sich als motorisch inaktiv.

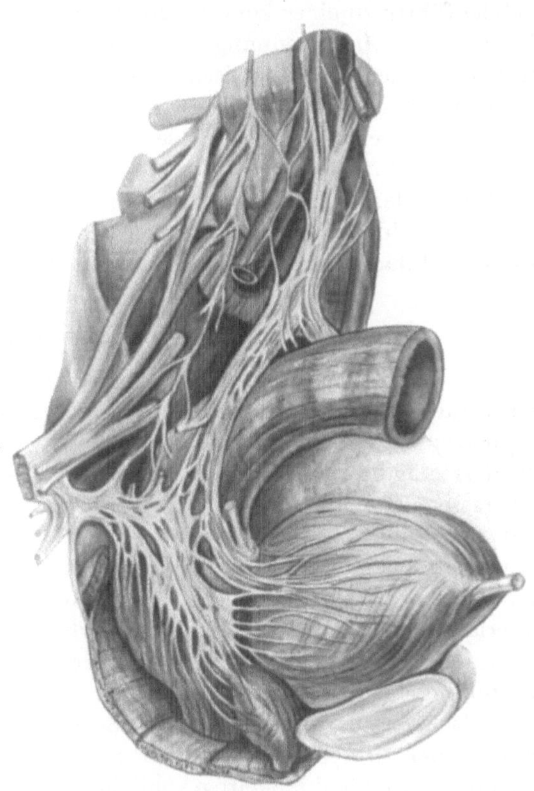

Abb. 2. Topographische Beziehung des Ganglion pelvicum zur Blase

Durch subtile Nervenpräparation am Hund und isolierte Reizung mittels Stromimpulsen kamen die Autoren zu folgenden Ergebnissen: Die Blase ist streng einseitig innerviert. Die Reizung des entsprechenden Nervus pelvicus führt zu einer halbseitigen Blasenkontraktion, während bei gleichzeitiger beiderseitiger Reizung eine komplette Entleerung zustande kommt. Dies gelingt nur dann, wenn der Nerv als solcher intakt ist. Bei Reizung am durchschnittenen distalen

Ende kommt keine Kontraktion zustande. Dagegen kann nach Präparation, Durchschneidung und Reizung von S 2 und S 3 eine Kontraktion ausgelöst werden.

In die Kontraktionen sind auch die intramuralen Ureterabschnitte miteinbezogen, entweder weil die Muskelfasern mitstimuliert werden, oder weil eben der Blasenmuskel um den Ureter herum kontrahiert wird. Bei der Reizung von den zum Harnleiter führenden Ästen kann keine Peristaltik ausgelöst werden. Die Durchtrennung beider Nervi pelvici führte zu einer kompletten Harnretention und zugleich zu einem Reflux. Die Durchtrennung des Plexus pelvicus nach dem Zusammentreffen mit dem hypogastrischen Teil hat keinen Effekt. Distal der Aufzweigung des Nervus pelvicus in seine zahlreichen Äste ist eine vollständige Denervation der Blase durch den operativen Eingriff nicht mehr möglich.

Die Verfasser konnten außerdem einen stimulierenden Effekt des Parasympathicus auf den distalen Harnleiter nachweisen. Möglicherweise wird dadurch die Refluxbildung verhindert.

II. Störungen des Harntransportes

Bei der Benennung der einzelnen funktionellen Störungen des Harntransportes herrscht erhebliche Verwirrung, die in den Ausdrücken: Hypertonie, Atonie, Dilatation, Transportverzögerung usw. ihren Niederschlag findet. Im allgemeinen liegen diesen Bezeichnungen, die sich einerseits auf den Tonus der Harnleitermuskulatur, andererseits wieder auf die Funktion des Harntransportes beziehen, Ausscheidungsurogramme zugrunde. Mit Hilfe von drei bis vier Aufnahmen werden somit nur einzelne Phasen eines sehr komplexen Geschehens festgehalten. So unerläßlich diese Untersuchungen im klinischen Betrieb sind, so wenig kann aus der verlängerten Verweildauer des ausgeschiedenen Kontrastmittels im Harnleiter auf die Ursachen, die den veränderten funktionellen Verhältnissen zugrunde liegen, geschlossen werden. Hierzu wäre es notwendig, den Ureterdruck und die Peristaltik im Einzelfall zu messen und außerdem röntgenkinematographische Untersuchungen durchzuführen.

Einzig die Bezeichnungen „verzögerter Kontrastmitteltransport" und „Erweiterung des Harnleiters" sind zutreffend, während die Kenntnisse über den gestörten Ablauf der Peristaltik noch gering sind. Die Frage, inwieweit Tonus und Peristaltik zentral-nervösen bzw. vegetativen peripheren Einflüssen unterworfen sind und inwieweit die Durchtrennung entsprechender Nervenbahnen zur Dilatation, Hypokinesie bzw. Änderung des intraureteralen Druckes führt, war durch Jahre das Ziel sowohl anatomischer als auch experimenteller Untersuchungen und ist nach wie vor umstritten.

Unter den zahlreichen anatomischen Arbeiten, die sich um den Nachweis von Nervenelementen im Harnleiter bemühten, seien die von HRYNTSCHAK erwähnt, der weder in der Mucosa noch in der Muscularis des Harnleiters Ganglienzellen nachweisen konnte. Lediglich in der Wand des Nierenbeckens sowie in der Nähe des Harnleiter-Blasenwinkels konnten in der Adventitia des Ureters markhaltige und auch marklose Nerven und Ganglienzellen nachgewiesen werden. Im Gegensatz dazu fand RULAND Nierenkelche, Becken und Harnleiter von zahlreichen extra- und intramural gelegenen cellulären und fibrilären vegetativen Neuroelementen versorgt. Der Verfasser vermeinte auch bei tonusbedingten Veränderungen des Harnleiters an den genannten Neuroelementen pathologische Veränderungen zu finden.

Den zahlreichen experimentellen Untersuchungen, die sich ebenfalls um die Klärung dieser Frage bemühten, standen von Anfang an Schwierigkeiten im Tierversuch gegenüber, da die Nachahmung postoperativer Harntraktveränderungen begrenzt ist. Als erster unterschied ISRAEL dynamische und mechanische Entleerungsstörungen. Der dynamischen Entleerungsstörung lag der Gedanke einer zentralen oder peripheren nervalen Ursache zugrunde. Diese wurde im weiteren den intracanaliculär blockierenden bzw. extraureteral okkludierenden Hindernissen gegenübergestellt. Eine exakte Unterscheidung stößt jedoch sowohl klinisch als auch experimentell auf Schwierigkeiten. So können z. B. Entzündungsprozesse in unmittelbarer Nachbarschaft des Harnleiters den Ablauf der Harnleiterperistaltik durch Ödembildung hemmen, ohne daß hierdurch das Harnleiterlumen selbst eingeengt wird. Ebenso mußte auch bei den ersten experimentellen Untersuchungen von BLATT, der eine Denervation der Ureteren anstrebte um den Nachweis eines neurogenen Zusammenhanges zu führen, von vornherein mit einer entzündlichen Mitbeteiligung des den Harnleiter umgebenden Bindegewebes und damit einem extraureteralen Hindernis gerechnet werden.

Weitere experimentelle Arbeiten der jüngeren Zeit beschäftigen sich mit der Frage, inwieweit aus Harnleitererweiterung, Tonusabnahme und Peristaltikverminderung auf eine Verzögerung des Harntransportes geschlossen werden kann. An isolierten Menschen- und Schweineureteren erregt ein leichter intraureteraler Druckanstieg eine Peristaltikwelle, ein stärkerer eine Kontraktion. Wenn im distalen Ureter der Widerstand erhöht wird, geht die Peristaltik regelmäßig weiter, wobei sich der mittlere Ureteranteil ausdehnt. Auch bei komplettem Stop im distalen Harnleiter laufen weiterhin peristaltische Wellen ab und der Harn fließt in den mittleren Ureteranteil zurück (MURNAGHAN). Der mittlere Harnleiterabschnitt kompensiert somit durch Weitstellung die Stenose im distalen Anteil. Die Muskulatur des Harnleiters dient weiter als Schrittmacher für den Ablauf der peristaltischen Wellen. Auf diese

Weise ist offenbar eine Adaptation an Obstruktionsprozesse möglich. Auch bei segmentaler Dilatation treten keine Änderungen in Druck und Peristaltik auf, soweit sich diese Erweiterungen in gewissen Gıenzen halten. SCHOEN und EBSTER konnten am Menschen nur dann eine völlige Unterbrechung der Peristaltik erzielen, wenn der Urinabfluß durch längere Zeit zur Gänze unterbrochen wurde. Signifikant war der Zusammenhang zwischen Freigabe des Abflußhindernisses und Wiederaufnahme der Peristaltik. Je später die Freigabe erfolgte, desto später setzte die Peristaltik wieder ein. Desgleichen konnte ein eindeutiger Zusammenhang zwischen Peristaltik und Harnsekretion nachgewiesen werden. Je geringer die Harnproduktion, um so geringer war die Anzahl der peristaltischen Wellen bis zum endgültigen peristaltischen Stillstand. In den gleichen Versuchen führte eine Steigerung des Blasendruckes gleichzeitig zu einem Ureterdruckanstieg. Es konnte eine Erhöhung der Amplitude ohne Frequenzanstieg registriert werden, die bis zu einem kritischen Druck, zu keiner Erlahmung der Ureterperistaltik führte. Diese Befunde stimmen auch mit denen von DE LUCA überein. Bei partieller Obstruktion des Harnleiters konnte kein signifikanter Wechsel von Frequenz und Amplitude der Peristaltikwellen gefunden werden. Die Infektion spielte auch bei diesen Versuchen hinsichtlich der Störung der Peristaltik eine entscheidende Rolle.

Wesentlich erscheint noch die Klärung der Frage, inwieweit durch partielle Obstruktion des distalen Harnleiters und intracaniculären Druckanstieg strukturelle Veränderungen an der Harnleitermuskulatur auftreten. MALUF und HALPERT wiesen im Tierversuch an 30 Hunden nach, daß durch Anstieg des Harnleiterdruckes infolge partieller Obstruktion im distalen Harnleiterabschnitt der Harnleitermuskel gestreckt wird und eine Arbeitshypertrophie eintritt. Planimetrische und mikrometrische Untersuchungen zeigten über der Stenose neben der Hypertrophie der Tunica muscularis auch eine Hyperplasie der Tunica propria und des Uroepithels. Diesen Untersuchungsergebnissen stehen andere von STEIN und WEINBERG gegenüber, die eine Abnahme der Muskelmenge bei Obstruktion feststellten. Wir glauben, daß hierbei wohl der Zeitpunkt, zu dem die Untersuchungen geführt werden, eine entscheidende Rolle spielt.

Der Einfluß toxischer Stoffwechselprodukte auf die Harnleitermotilität ist umstritten. Die von PRIMPS gefundenen Lähmungen der Harnleitermuskulatur durch Staphylokokken- und Colitoxine konnten bei ausgedehnten Versuchen von PUHL am Schweineureter nicht reproduziert werden. Die Entzündung verursachte vielmehr eine Infiltration der Ureterwand, die verdickt und unbeweglich wurde, wobei das starre offenstehende Harnleiterostium verschlußunfähig wurde.

Der ungestörte Harntransport wird somit durch die Adaptation des Harnleiters an die gebotene Harnmenge bewerkstelligt. Sowohl die

Frequenz als auch die Amplitude der einzelnen peristaltischen Wellen werden ebenso wie die seitlichen Pendelbewegungen des Harnleiters bei gleichbleibendem Tonus der Harnleitermuskulatur durch den jeweils herrschenden intracanaliculären Druck bestimmt. Nach heute geltenden Ansichten unterliegt der Harntransport weder zentral vegetativer noch peripher-nervaler Stimulierung, sondern erfolgt ausschließlich autonom durch die angebotene Harnmenge. Nach LAPIDES und RUTISHAUSER ist kein Medikament imstande, den Tonus des intakten Harnleiters zu beeinflussen, und keine Droge setzt die Ureterperistaltik herab. Zum gegenwärtigen Zeitpunkt gibt es somit keinen experimentellen Beweis für eine Störung der Harnleiterdynamik auf zentral-nervaler Basis ohne pathologische Veränderungen am Harnleiter selbst. Auch die Annahme, daß die Durchtrennung peripherer sympathischer und parasympathischer Nervenfasern zu einer Störung der Harnleiterperistaltik führen könnte, wurde durch die experimentellen Untersuchungen von TORBEY und LEADBETTER widerlegt. Gegen diese Annahme spricht auch die Tatsache, daß Erweiterungen am distalen Harnleiterabschnitt nicht im unmittelbaren Anschluß an die Wertheimsche Radikaloperation auftreten, sondern erst im weiteren postoperativen Verlauf, meist nach dem 10. Tag beobachtet werden. Ferner zeigten vergleichende Untersuchungen an einem großen Krankengut gleichviele Fälle von Harnleitererweiterungen, gleichgültig, ob bei der Harnleiterpräparation eine komplette Harnleiterauslösung vorgenommen wurde, oder nicht. Einzig und allein das Vorliegen eines Harninfektes war maßgebend.

Man unterliegt offenbar einer Täuschung, schließt man aus jeder Erweiterung des distalen Harnleiterabschnittes mit längerer Verweildauer des Kontrastmittels auf ein obstruierendes Harnabflußhindernis. Die kompensatorische Erweiterung entspricht mitunter lediglich einem Peristaltikhindernis an der Durchtrittsstelle des Harnleiters durch die Blasenwand. Jede intracanaliculäre Druckerhöhung würde zur Störung der Nierenfunktion im Sinne einer Abnahme der Harnproduktion, also zu einer Anreicherung schlackenbildender Stoffe im Blut führen. Die kompensatorische Erweiterung des distalen Harnleiterabschnittes wirkt dieser Komplikation unter Wahrung der Druckverhältnisse entgegen. Bei der cystoskopischen Untersuchung zeigt das Harnleiterostium daher oftmals nur geringfügige Kontraktionen, wobei auch stärker kalibrige Ureterenkatheter ohne jedes Hindernis eingeführt werden können. Das im Röntgenbild längere Zeit sichtbare, mit Harn verdünnte Kontrastmittel ist somit in vielen Fällen Ausdruck einer Transportverzögerung, nicht aber einer Harnleiterstenose. Erst progrediente, periureterale und ureterale Entzündungsprozesse führen aus dem Zustand der Kompensation in den der Dekompensation. Wann dieser Übergang im einzelnen auftritt, ist nicht mit Sicherheit zu entscheiden. Es handelt sich um Vorgänge, die sich über Jahre erstrecken können und in hohem Maße von der bestehenden Harninfektion abhängen.

III. Urologische Komplikationen nach Radikaloperation des Collumcarcinoms

Pathologisch-anatomisches Substrat der Abflußhindernisse

Im wesentlichen können urologische Komplikationen, die im Anschluß an die Radikaloperation des Collumcarcinoms auftreten, auf zwei Ursachen zurückgeführt werden:

1. auf ein mechanisches Harnabflußhindernis,

2. auf eine Harninfektion.

Beide Komponenten sind insofern voneinander abhängig, als für die Manifestation des Harninfektes der gestörte Harnabfluß Voraussetzung

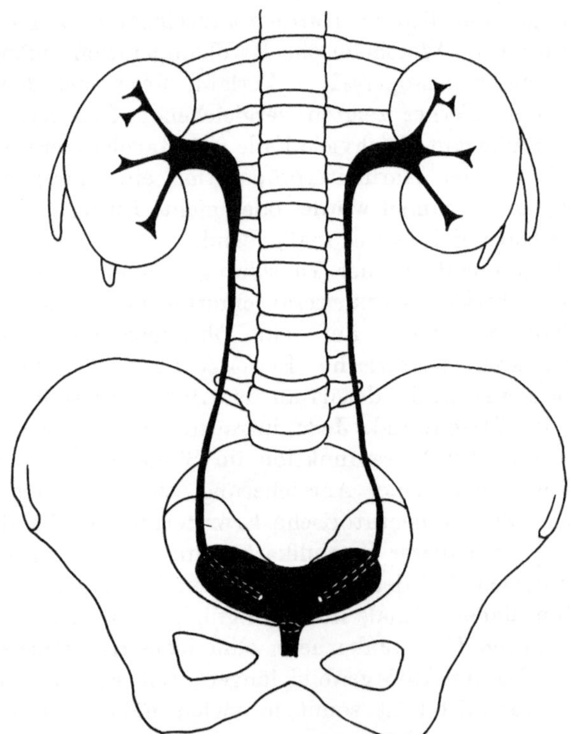

Schema 1: Normale Harnwege

ist. Schon daraus ergeben sich für die später noch zu besprechende Therapie eine Reihe unmißverständlicher Konsequenzen:

1. Eine erhöhte Aufmerksamkeit bei all jenen diagnostischen und therapeutischen instrumentellen Maßnahmen, die zur Einbringung pathogener Keime in das uropoetische System führen.

2. Die rechtzeitige Erkennung und Beseitigung von mechanischen Harnabflußhindernissen, die im weiteren postoperativen Verlauf auftreten.

Typische Lokalisationen für postoperative Harnabflußhindernisse sind

  a) (intravesical)

    1. Der intramurale Harnleiterabschnitt.

    2. Das Harnleiterostium.

    3. Der innere Blasenmund.

  b) (extravesical)

    4. Der prävesicale Harnleiterabschnitt.

Aus dieser ersten Übersicht ist zu entnehmen, daß das Harnabflußhindernis auch fernab des eigentlichen Operationsgebietes entstehen kann.

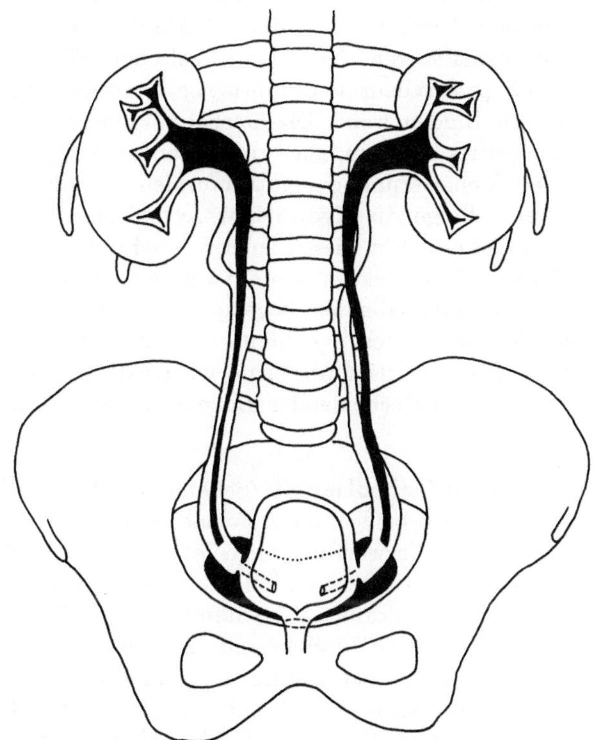

Schema 2: Harnabflußhindernis im intramuralen Harnleiterabschnitt

1. Abflußhindernisse im Bereich des intramuralen Harnleiterabschnitts. (Schema 2) Bei diesen Veränderungen handelt es sich in der Mehrzahl um relative Harnabflußhindernisse. Im Gegensatz zu den obturierenden Hindernissen, bei denen durch stenosierende Prozesse das Harnleiterlumen verlegt wird, ist hier der Harnleiter selbst frei passierbar. Der Ablauf der Peristaltik ist jedoch meist durch Ödembildung gehemmt, wodurch eine Harntransportstörung bewirkt wird. Für das Zustandekommen derartiger intramural gelegener Harnabflußhindernisse dürfte folgender Wirkungsmechanismus eine Erklärung bieten:

Durch die Operation entsteht eine Koordinationsstörung der Blasenentleerung durch operative Läsion des Ganglion pelvicum. Gleichzeitig führt eine ausgedehnte Lymphonodektomie zur Verzögerung des Lymphabflusses aus dem Bereich der Blase. Die Folge des gestörten Lymphabflusses ist zunächst ein reversibles Blasen- bzw. Ureterwandödem. Mit allmählicher Normalisierung der Lymphabflußverhältnisse gelangt die interstitielle Ödemflüssigkeit zum Abtransport und die ursprüngliche hypertone Reaktionslage des Blasendetrusors nähert sich wieder der normalen Ausgangslage. In demselben Ausmaß ist auch die relative intramurale Ureterkompression rückläufig und die Harnabflußverhältnisse normalisieren sich. Nur in seltenen Fällen ist der beschriebene Prozeß progredient und führt zur Umwandlung des interstitiellen Ödems zu Bindegewebe. Die hierbei entstehende Blasenwandstarre bzw. Pancystitis kann zu einer zunehmenden Ureterkompression mit schließlicher Stenosierung der intramuralen Harnleiterabschnitte und in der weiteren Folge zur Hydronephrose und zum Untergang von Nierenparenchym führen. Für diesen zuletzt beschriebenen Vorgang ist stets eine schwere Harninfektion verantwortlich. Eintrittspforte für pathogene Keime ist entweder der liegende Dauerkatheter und dessen unsachgemäße Wartung oder der häufige Katheterismus. Für diese Manifestation der Harninfektion aber sind wieder die gestörten Lymphabflußverhältnisse von entscheidender Bedeutung, womit der Circulus vitiosus geschlossen ist.

2. Abflußstörung im Ostiumbereich (Schema 3). Ödembildungen des Harnleiterostiums können bei schweren Formen der Blasenschleimhautentzündung oder auch bei Verwendung ungeeigneter Blasenkatheter, deren Spitze gerade an die Harnleitermündung zu liegen kommt, beobachtet werden. Bei den leichteren Formen der Ödembildung fällt im Ausscheidungsurogramm lediglich eine durchgehende Darstellung des Harnleiters auf, wobei Stauungszeichen entweder nur in geringfügigem Ausmaß vorhanden sind oder aber fehlen. Erst bei den ausgedehnten Formen der schweren hämorrhagischen Cystitis, bei der zugleich meist größere Anteile der Blasenwand in den Entzündungsprozeß miteinbezogen sind und die Entzündung selbst nicht mehr ausschließlich auf die Schleimhaut der Uretermündung beschränkt ist, treten Verzögerungen der

Kontrastmittelausscheidung auf. Alle genannten Veränderungen sind ebenso wie das intramurale, zur Harnleiterkompression führende Ödem reversibel, wobei das pathologisch-anatomische Substrat dem eingangs beschriebenen Vorgang gleicht. Eine bleibende Starre der Harnleiterostien wird nur im Zusammenhang mit der bereits beschriebenen

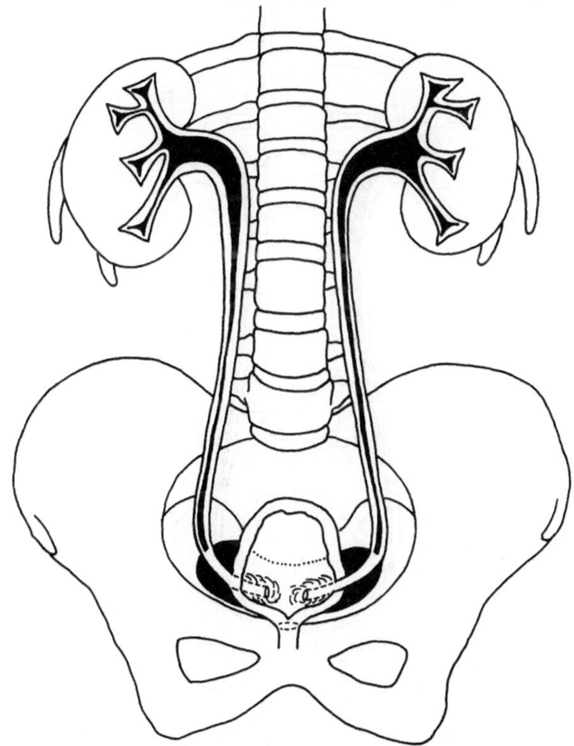

Schema 3: Harnabflußhindernis im Ostiumbereich

Pancystitis und Einbeziehung des intramuralen Harnleiterabschnittes in den progredienten Entzündungsprozeß beobachtet.

3. Harnabflußhindernis im Bereich des inneren Blasenmundes (Sphincterstarre) (Schema 4 u. 5). Die sog. „Sphincterstarre" ist eine lokalisierte Form der Blasenwandentzündung, die auf den inneren Blasenmund beschränkt bleibt. Das anfänglich bestehende Schleimhautödem des inneren Blasenmundes erfährt im weiteren Verlauf eine bindegewebige Umwandlung. Diese führt in der Folge durch die bestehende Restharnbildung zum Nichtausheilen der Harninfektion und damit zu späteren deletären Veränderungen am Nierenhohlsystem. Beseitigt man das so entstandene Harnabflußhindernis des inneren Blasenmundes durch transurethrale Elektroresektion so finden sich histologisch in den gewonnenen Kerbstücken lymphocytäre Infiltrationen des Detrusors mit bindegewebiger Dissozierung der glatten Muskelfasern.

Für sämtliche Formen der intravesical gelegenen Harnabflußhindernisse ist der gestörte Lymphabfluß Voraussetzung. Nur auf dieser Basis ist die zum Teil schwere progredient verlaufende Harnwegsinfektion

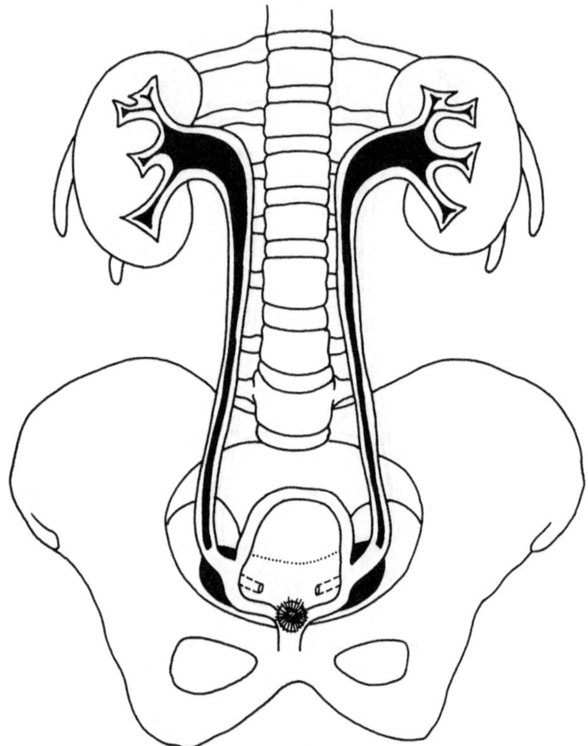

Schema 4: Harnabflußhindernis im Bereich des inneren Blasenmundes bei Sphincterstarre im Anfangsstadium

verständlich. Unter den gleichen Voraussetzungen: Fremdkörperreiz der Blase durch Verwendung ungeeigneter Katheter, Einbringung pathogener Keime bei unsachgemäßer Katheterwartung bzw. häufigen Katheterismus unter nicht absolut sterilen Kautelen, zeigen Patientinnen, die z. B. lediglich einer abdominalen Totalexstirpation ohne Lymphknotenentfernung im kleinen Becken unterzogen wurden, trotzdem einen komplikationslosen postoperativen Verlauf.

4. Harnabflußhindernisse am distalen Harnleiter (Schema 6). Die operative Eröffnung und artefizielle Verbindung spaltförmiger Hohlräume führt zu besonderen Formen der Ausbreitung schleichender Bindegewebsentzündungen. So wird z. B. bei der Durchtrennung des parietalen Perito-

nealblattes, mit Aushülsung des Harnleiters und nachfolgendem Verschluß
des Bauchfells eine Verbindung zwischen Vaginalstumpf und Retro-
peritonealraum geschaffen. Die vom Vaginalstumpf ausgehende Infektion
erfolgt perilymphatisch bzw. per continuitatem im Bindegewebe. Da
andererseits die Lymphgefäße der Blase Verbindungen mit dem in der

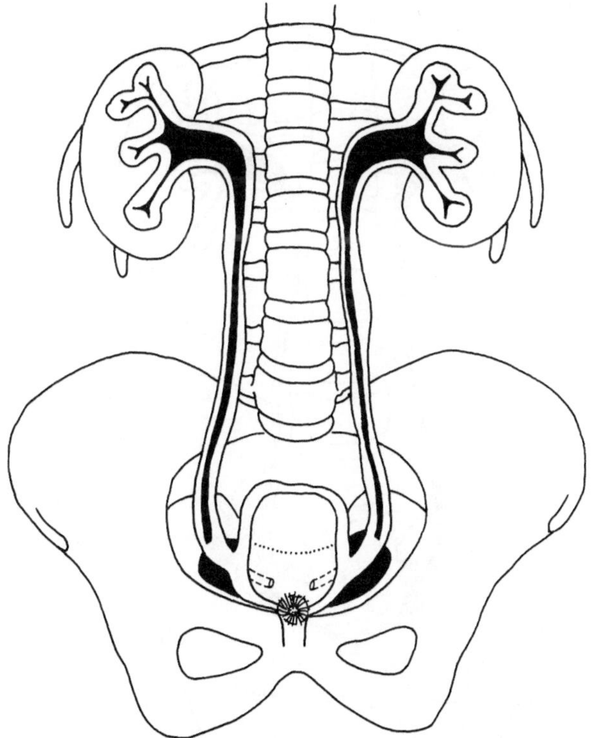

Schema 5: Irreversible Nierenveränderungen bei Sphincterstarre

Adventitia des Harnleiters verlaufenden Bahnen eingehen, kann auch
eine schwere Entzündung der Blasenschleimhaut oder der Blasenwand
auf den Harnleiter übergreifen. Für beide Formen der Periureteritis
wirkt die Exstirpation von Lymphknoten und die Durchtrennung von
Lymphbahnen durch die dadurch sich ergebende Abflußstörung des
Lymphstroms begünstigend. Die Entzündung selbst verläuft klinisch
nahezu stumm, ungemein langsam, schleichend, progredient und kann
ascendierend das perirenale Gewebe auf retroperitonealem Weg erreichen.
Dieser Nachweis gelang sowohl durch histologische als auch bakteriologische Untersuchung des perirenalen Gewebes bei radikaloperierten
Patientinnen, bei denen ein entlastender Eingriff am Nierenhohlsystem
notwendig war. Es ist ferner bezeichnend, daß bei Wiederherstellungs-

operationen im Bereich des distalen Harnleiters die periureteralen Gewebsveränderungen wesentlich höher nach proximal reichen als dies dem ursprünglichen Operationsgebiet entspricht. Der Entzündungsprozeß selbst durchläuft sämtliche Stadien von der Ausbildung des Ödems bis zur Schwielen- und Schwartenbildung. Für das „Angehen" der

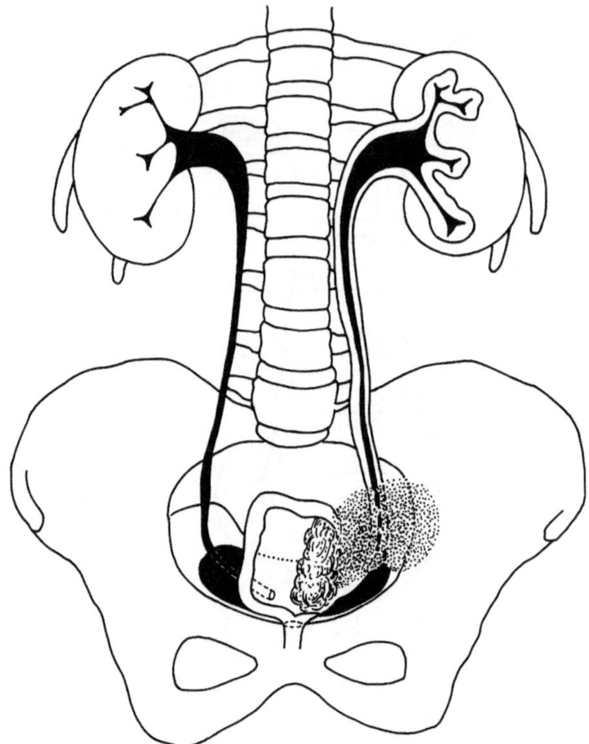

Schema 6: Harnabflußhindernis bei paravescialen Prozessen

periureteralen und perivesicalen Entzündung wirken die mit Blut und Lymphe gefüllten Hohlräume zweifellos begünstigend.

Als Beweis für den ursächlichen Zusammenhang zwischen Periureteritis und Lymphonodektomie wäre noch anzuführen, daß z. B. bei ausgedehnten urologischen Operationen im kleinen Becken, bei denen der Harnleiter oft auf große Strecken freigelegt wird, derartige Veränderungen nicht angetroffen werden. Das pathologisch-anatomische Substrat der prävesicalen Ureterstenose ist somit in der Umwandlung des entzündlich veränderten perivesicalen und periureteralen Ödems im Bindegewebe mit nachfolgenden Lageveränderungen und Knickbildungen und gelegentlich auch zirkulärer Kompression des Harnleiters zu suchen.

IV. Klinik der Harnabflußstörungen

Die Zusammenhänge von Blasenentleerungsstörungen, Harninfektion und gestörtem Harnabfluß aus den oberen Harnwegen ermöglichen auf Grund klinischer Beobachtungen eine Einteilung der urologischen Komplikationen nach ihrem Schweregrad, ihrem Rückbildungsvermögen, der Prognose sowie den therapeutischen Möglichkeiten. Die wichtigsten Stadien der stufenweise verfolgbaren Entwicklung einzelner Komplikationen zu immer schwereren Zustandsbildern mit schließlich tödlichem Ausgang wurden in Gruppen zusammengefaßt, um so eine Gegenüberstellung der im histologischen Befund des Operationspräparates gefundenen Ergebnisse mit den urologischen Komplikationen zu erleichtern. Letztere traten am eigenen Krankengut um so häufiger auf, je weiter das Carcinom fortgeschritten war. Dies betrifft besonders Collumcarcinome, die klinisch noch auf das Organ beschränkt, histologisch bereits auf das Lymphsystem übergegriffen hatten. Die Einteilung der Collumcarcinome ist aus der nachstehenden Tabelle ersichtlich.

Einteilung der Collumcarcinome

Stadium Befund

I   Das Carcinom ist streng auf das Collum uteri beschränkt.

II   1. Das Carcinom infiltriert das Parametrium auf einer oder auf beiden Seiten, ohne auf die Beckenwand überzugreifen (Stadium II, Parametrium).
     2. Das Carcinom infiltriert die Vagina, ohne auf das untere Drittel überzugreifen (Stadium II, Vagina)
     3. Endocervicales Carcinom, auf das Corpus übergreifend (Stadium II, Corpus).

III 1. Die carcinomatöse Infiltration des Parametriums hat auf einer oder auf beiden Seiten auf die Beckenwand übergegriffen. Bei Rectaluntersuchung ist kein carcinomfreier Zwischenraum zwischen dem Tumor und der Beckenwand zu finden (Stadium III, Parametrium).
     2. Das Carcinom greift auf das untere Drittel der Vagina über (Stadium III, Vagina).
     3. Isolierte carcinomatöse Metastasen an der Beckenwand fühlbar, auch bei einem relativ kleinen primären Carcinom (Stadium III, isolierte Beckenwand-[Lymphknoten-]metastasen).

IV   1. Das Carcinom greift auf die Blase über, cystoskopisch oder durch das Vorhandensein einer Vesico-vaginal-Fistel bestätigt (Stadium IV, Blase).
     2. Das Carcinom hat auf das Rectum übergegriffen (Stadium IV, Rectum)
     3. Das Carcinom greift über die Grenze des kleinen Beckens hinaus (außerhalb des Scheideneinganges, oberhalb des Beckeneingangs, Fernmetastasen).

Befunde im histologischen Ergebnis.

I(III) Lokal anatomisch Stadium I und gleichzeitig isolierte Lymphknotenmetastasen (Endergebnis: Stadium III).

II/1[(III)] Lokal anatomisch Stadium II, Parametrium, und gleichzeitig isolierte Lymphknotenmetastasen (Endergebnis: Stadium III).

II/2[(III)] Lokal anatomisch Stadium II, Vagina, und gleichzeitig isolierte Lymphknotenmetastasen (Endergebnis: Stadium III/3).

Gruppe A. (Rö.-Abb. 1 u. 2). Als leichteste Form einer postoperativen urologischen Komplikation muß die Harninfektion mit Nachweis von Leu-

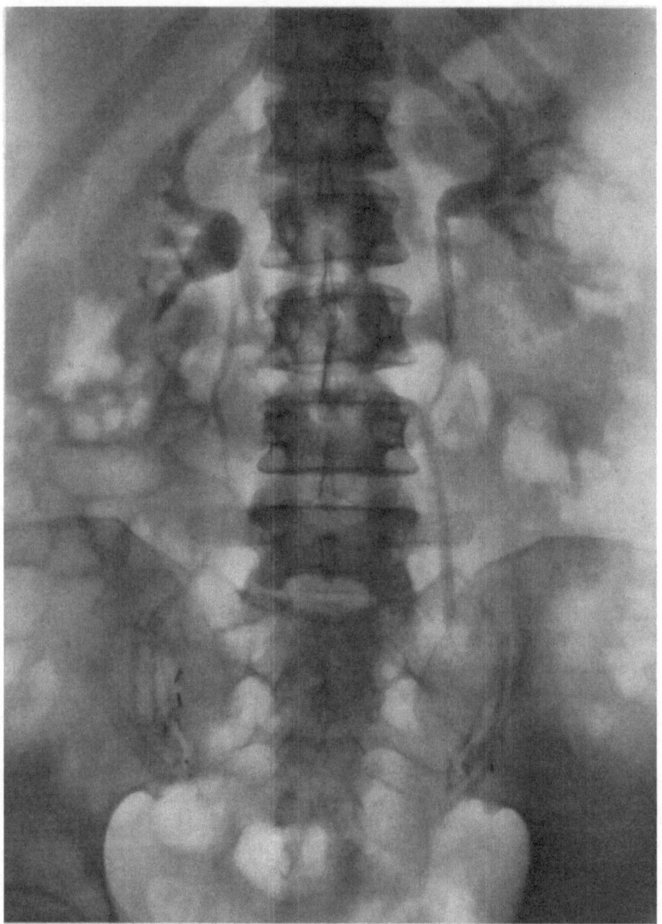

Rö.-Abb. 1. Mäßige Erweiterung von Nierenhohlsystemen und Ureteren; 14 Tage nach Wertheimscher Radikaloperation. Harninfektion und Sphincterstarre

kocyten und Bakterien im Harnsediment und in der Kultur vorweggenommen werden. Die damit vorhandenen Entzündungserscheinungen der Blasenschleimhaut heilen spontan ab, wenn die Blase restharnfrei entleert werden kann. Geringfügige Restharnmengen dagegen können Ursache einer weiterbestehenden Harninfektion sein und in der Folge oftmals erst nach Jahren zu den bekannten deletären Veränderungen am Nierenhohl-

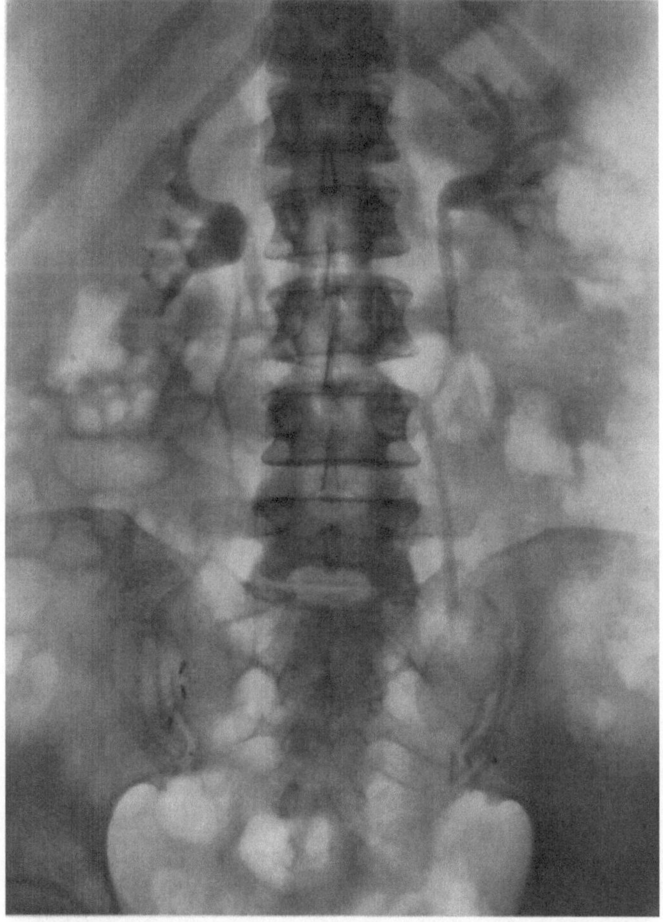

Rö.-Abb. 2. Dieselbe Patientin 3 Monate nach transurethraler Sphincterresektion. Zarte Nieren-hohlsysteme und Ureteren beidseits. Die Patientin ist restharnfrei, der Harn steril

system führen (Rö.-Abb. 3, 4, 5). Mit Geduld und unter Anwendung der Bauchpresse können die meisten Patientinnen die Blase, die weder Fül-lungszustand, Schmerz noch Temperatur vermittelt, dennoch regelmäßig, gewissermaßen nach der Uhr, entleeren. In demselben Maß, in dem die be-stehende Koordinationsstörung der Blasenentleerung aktiv überwunden

wird, normalisiert sich der Harnbefund. Laufende Kontrollen innerhalb
des ersten Jahres beweisen, daß Fälle, bei denen nach anfänglicher Restharnfreiheit später wieder Restharn auftritt, selten sind. Cystoskopisch fin-

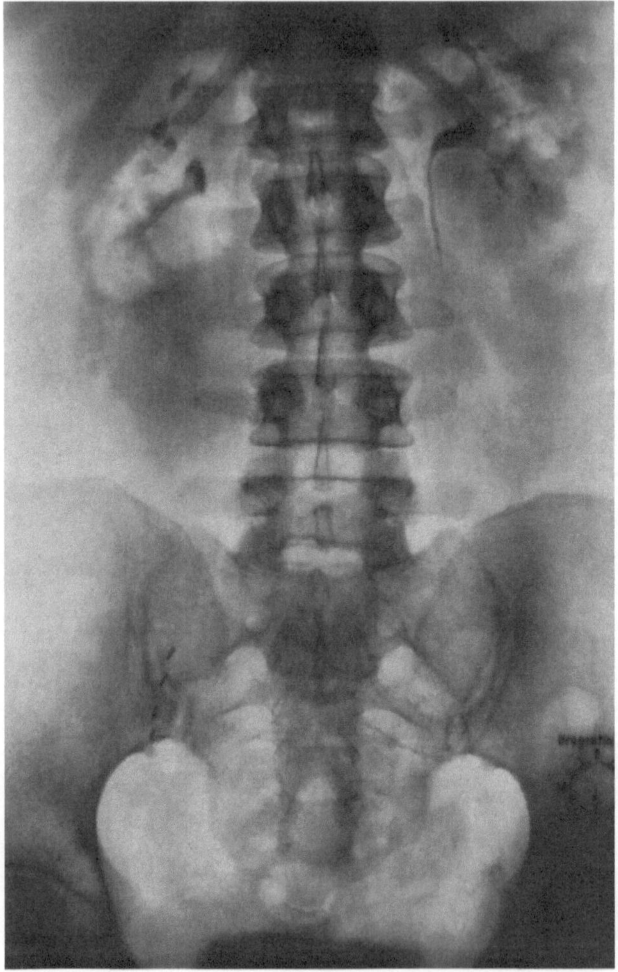

Rö.-Abb. 3. Beidseitige Harnrückstauung 4 Wochen nach Wertheimscher Radikaloperation. Schwere
Harninfektion, Überlaufblase

det man in Fällen, in denen die restharnfreie Entleerung der Blase mißlingt, häufig eine diffuse Schleimhautentzündung mit ausgeprägter Ödembildung im Bereich des Trigonums und des inneren Blasenmundes, der
wulstförmig ins Gesichtsfeld vorspringt. Die Harnleiterostien erscheinen
starr, klaffend und hypomotil. Die zuletzt genannten Veränderungen im

Bereich des Trigonums treten auch im Ausscheidungsurogramm regelmäßig zutage. Es handelt sich hier um die leichteste Form der Transportstörung, die durch ein Hindernis in Form eines Schleimhautödems im

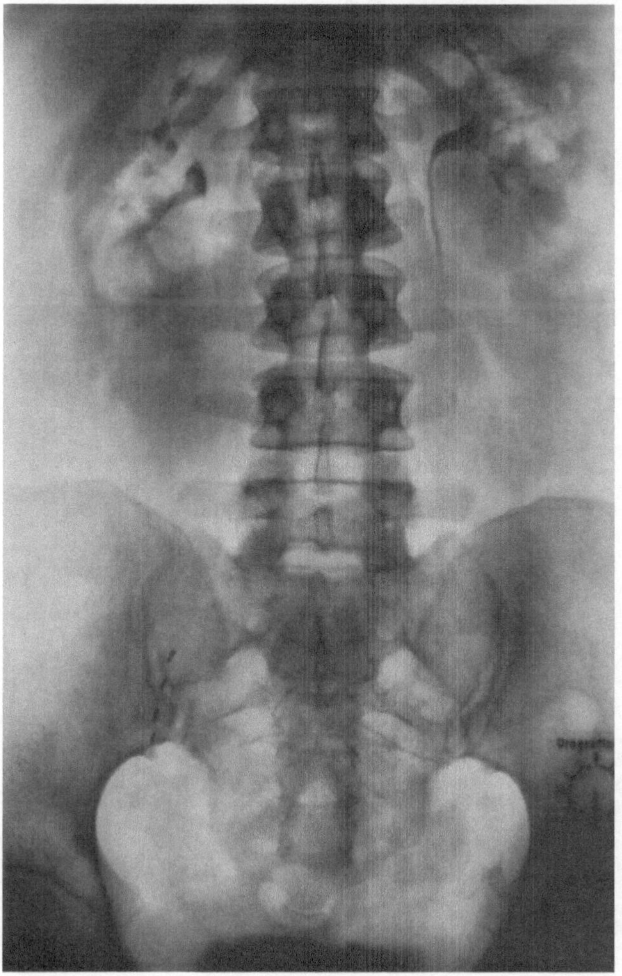

Rö.-Abb. 4. Dieselbe Patientin 1 Jahr später. Weiterhin schwerste Harninfektion und Überlaufblase. Zunahme der Harnstauung beidseits

Bereich der Harnleiterostien verursacht wird. Das Hindernis ist hierbei erst auf Spätaufnahmen deutlich zu erkennen, während das 7- oder 15-min-Bild ein völlig normales Pyelogramm vortäuschen kann. Der Harnleiter ist meist durchgehend gefüllt und minimal erweitert, wobei Nierenhohlsystem und Kelche im allgemeinen dem präoperativen nor-

2*

malen Bild entsprechen. Erst in fortgeschrittenen Fällen, bei denen ausgedehnte Anteile der Blasenwand in das Entzündungsgeschehen miteinbezogen sind und durch Ödembildung zu einer intramuralen Ureter-

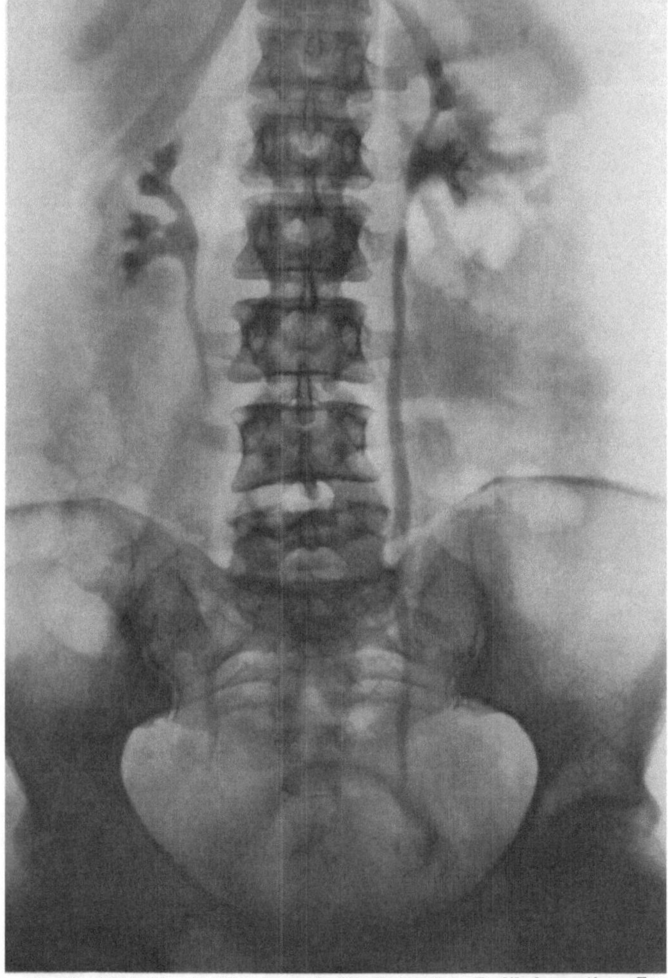

Rö.-Abb. 5. Dieselbe Patientin 17 Monate nach Wertheimscher Radikaloperation. Zunahme der
Harnstauung beidseits. Abnahme der Kontrastmitteldichte im Ausscheidungsurogramm als Zeichen
der irreversiblen Schädigung des Nierenparenchyms durch Rückstauung und Insuffizienz. Später Tod
an Urämie

kompression führen, sind die röntgenologischen Veränderungen ausgeprägter. Nierenhohlsystem und Kelche sind dann meist deutlich erweitert und der stark dilatierte Harnleiter bricht förmlich quer vor seiner
Einmündung in die Blase ab. Die Blase selbst hat infolge der hypertonen
Detrusorreaktion eine birnenförmige, durch die bestehende Entzündung

oft gezahnte Begrenzung, und die Stelle der Abflußstörung ist wiederum auf Spätaufnahmen, bei denen sowohl Harnleiter als auch Blase mit Kontrastmittel gefüllt sind, am besten zu erkennen. In diesem Stadium der diffusen Schleimhautentzündung kann gelegentlich der Reflux von Kontrastmittel aus der Blase in höher gelegene Harnleiterabschnitte beobachtet werden.

Unter Dauerkatheterbehandlung und entsprechender antibiotischer Therapie klingen die beschriebenen Veränderungen meist in kurzer Zeit spontan ab. In diesem Stadium der afebrilen Blasenentleerungsstörung mit und ohne Mitbeteiligung der oberen Harnwege ist jeder Ureterkatheterismus absolut kontraindiziert. Es besteht die Gefahr der Verschleppung von Keimen in das Nierenhohlsystem. Die beschriebenen Veränderungen an den oberen Harnwegen bilden sich automatisch zurück, wenn die Harninfektion bei später eintretender Restharnfreiheit abheilt.

Mißlingt die restharnfreie Spontanmiktion auch nach mehrfachen Versuchen, so ändert sich der cystoskopische Befund insofern, als nach etwa 4 bis 6 Wochen nach erfolgter Operation die entzündlichen Blasenschleimhautveränderungen zwar noch fortbestehen, die anfänglich ausgeprägte Ödembildung jedoch zurückgeht. Im Bereich des inneren Blasenmundes sind nunmehr die Zeichen der beginnenden Sphincterstarre sichtbar. Der innere Blasenmund springt hierbei sichelförmig in das Gesichtsfeld vor (siehe Abschnitt Resektion des inneren Blasenmundes). Andere Formen der Blasenentleerungsstörung können mit denen, wie sie nach der Wertheimschen Radikaloperation auftreten, nicht verglichen werden. Störung des Lymphabflusses, höchste Empfindlichkeit gegenüber geringen Läsionen der Blasenschleimhaut, nahezu konstant vorhandene schwere Harninfektion, Insuffizienz der Ostien mit Reflux bei gleichzeitiger Entleerungsstörung durch intramurales Ödem, schaffen Verhältnisse, bei denen kaum ein Vergleich zu anderen Ausgangssituationen möglich ist. Die Indikation zur Resektion des inneren Blasenmundes sollte daher nicht von der Menge des vorhandenen Restharns abhängen, sondern von der Gesamtsituation des uropoetischen Systems heraus gestellt werden. Ebenso wie es sinnlos wäre, die Resektion wegen 100 cm³ klarem sterilen Restharns auszuführen, der bei normalem Pyelogramm außer einer etwas erschwerten Miktion keinerlei Beschwerden verursacht, genau so wäre es verfehlt, eine Frau mit 50 cm³ trüben Restharns und bullösem Ödem im Trigonum nach 6 Wochen mit erweiterten unteren Ureterabschnitten nach Hause zu entlassen.

Zwischen diesen beiden Extremfällen ist die Entscheidung mitunter schwierig und von der Resektionserfahrung abhängig. Da wir mit der angegebenen Technik weder einen Zwischenfall noch eine Harninkontinenz erlebten, konnten wir auch familiäre, soziale und berufliche Gesichtspunkte bei der Indikationsstellung berücksichtigen. Dies trifft besonders bei Patientinnen zu, die nach der Entlassung in häusliche Pflege nicht die Möglichkeit einer fachärztlichen Betreuung haben. Die Forderung, die Patientinnen restharnfrei, infektionsfrei und mit normalem Pyelogramm nach Hause zu entlassen, ist unbedingt zu erfüllen. Unter Beziehung auf das oben Gesagte soll bei einwandfreier Beherrschung der Technik somit die Resektion des inneren Blasenmundes unter folgender Indikationsstellung vorgenommen werden:

Bei Restharn und bestehender Harninfektion bzw. wechselnden Restharnmengen 4 bis 6 Wochen nach erfolgter Radikaloperation, zur Verkürzung des Krankenhausaufenthaltes und zur Erleichterung der Miktion. Es ist hierbei zu berücksichtigen, daß besonders im Beruf bzw. im Haushalt beschäftigte Frauen nicht die Geduld aufbringen, über Monate hinaus die Blase unter beträchtlichem Zeit- und Kraftaufwand tatsächlich immer vollständig zu entleeren. Neben dieser vielleicht relativen Indikation sollte in allen jenen Fällen reseziert werden, bei denen Harninfektion, Restharn und Veränderungen an den oberen Harnwegen anzutreffen sind, da die Patientinnen besonders hinsichtlich einer schweren entzündlichen Nierenmitbeteiligung gefährdet sind.

Gruppe B. Der Übergang in das nächstschwere Stadium urologischer Komplikationen erfolgt selten überraschend und kann z. B. durch den Ureterenkatheterismus, der irrtümlich bzw. aus falscher Indikation im Stadium der Gruppe A durchgeführt wurde, zustande kommen. Die entzündliche Mitbeteiligung der oberen Harnwege ist sowohl einseitig als auch beidseitig anzutreffen. Auch hier zählen Restharnbildung und Harninfektion zu den entscheidenden, die Mitbeteiligung der Nierenhohlsysteme auslösenden Ursachen. Das Krankheitsgeschehen kann akut mit septischen Temperaturen, Schüttelfrost und heftigen Schmerzen in der Lendengegend einsetzen. Bei Patientinnen im schlechten Allgemeinzustand und herabgesetzter Abwehrkraft findet man zu Beginn mitunter lediglich eine mäßige renale Druckempfindlichkeit bei beschleunigter Blutsenkung und mäßiger Leukocytose. Komplikationen dieser Form sind kaum vor dem 16. postoperativen Tag zu erwarten und betreffen meist Patientinnen, die die Blase nach Entfernung des Katheters entweder gar nicht bzw. nur unvollständig entleeren konnten, wobei die Harninfektion besonders ausgeprägt ist. Pathologisch-anatomisch steht im Gegensatz zu der Gruppe A das mechanische, das Harnleiterlumen einengende Hindernis im Vordergrund. Nur in seltenen Fällen reicht für den Nierenverschluß das intramurale Ödem an der Eintrittsstelle des Harnleiters in die Blase aus und die Ursache ist demnach in einem periureteralen bzw. paravesicalen, den Harnleiter komprimierenden Entzündungsprozeß zu suchen. Cystoskopisch finden sich neben den Zeichen der schweren hämorrhagischen Cystitis auch die Symptome des extravesicalen Entzündungsprozesses: Bei langsamer Füllung der Blase fällt „das Zurückbleiben" der den extravesicalen, mit Wundsekret erfüllten Hohlräumen zunächstliegenden Blasenanteile auf. Bei Vollfüllung

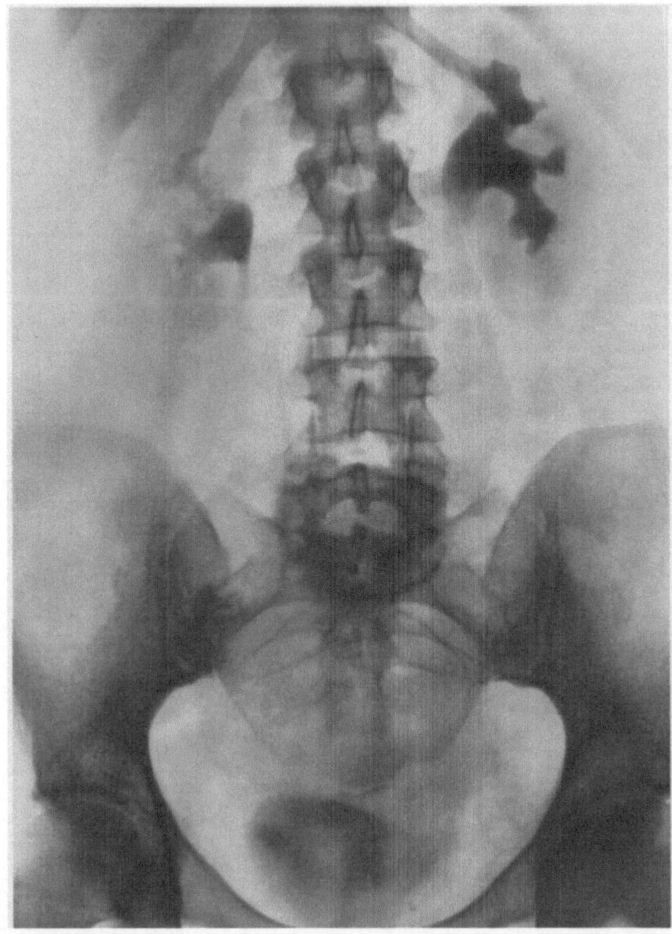

Rö.-Abb. 6. Ausscheidungsurogramm 16 Tage nach Wertheimscher Radikaloperation. Deutlich erweitertes Nierenhohlsystem links ohne Darstellung des Harnleiters. Verdrängung des Blasenschattens nach rechts als Zeichen des extravesicalen Entzündungsprozesses. Wegen Schüttelfrost und Schmerzen im Bereiche der linken Nierengegend Versuch des Ureterkatheterismus links 2 Tage später. Hierbei unüberwindbares Hindernis bei 6 cm. Daher Nephrostomie

finden sich in dem beschriebenen Bezirk eine lokalisierte Rötung mit Ödembildung, demnach also die Zeichen der lokalisierten Blasenwandstarre. Auf der betroffenen Seite fehlt die Blaufunktion, das ödematöse Ostium ist starr und kontraktionslos. Diese Beobachtung ist wichtig und erklärt mitunter ziehende Schmerzen im Unterbauch und Lendengegend sowie die schlechte Erholung der Patientinnen bei mäßiger Leukocytose und oftmals fehlender Temperatursteigerung (ein bei retroperitonealen

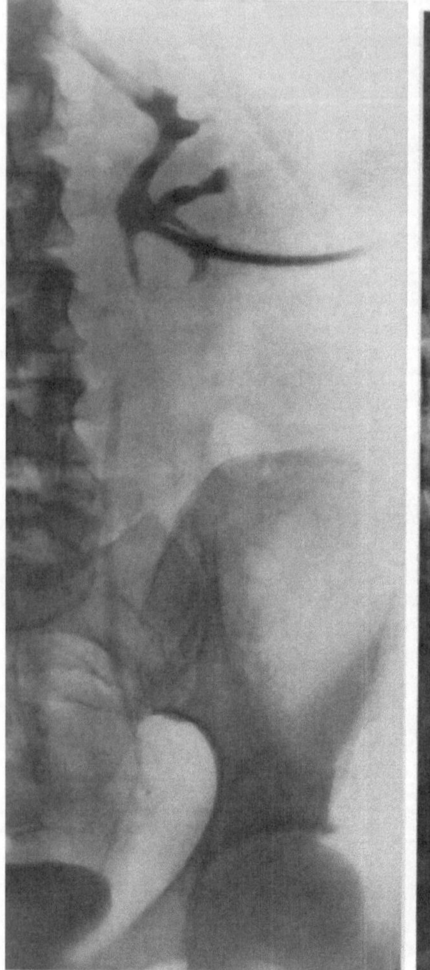

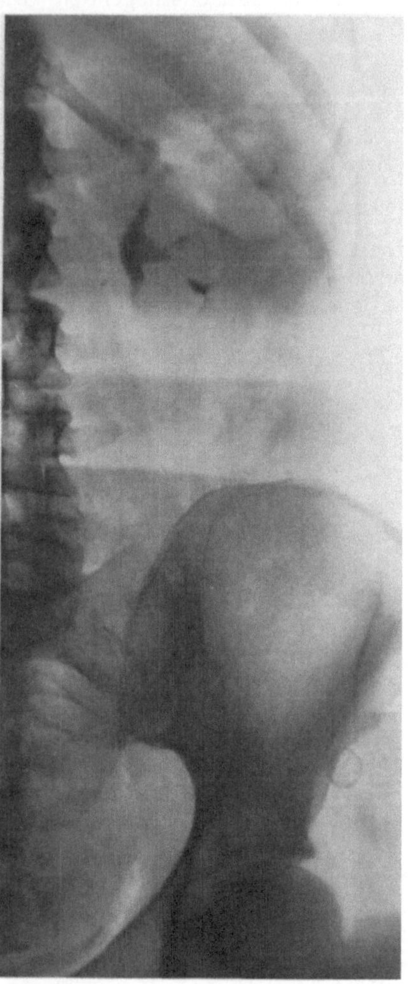

Rö.-Abb. 7. Ausscheidungsurogramm derselben Patientin 4 Wochen nach Nephrostomie. Zur Prüfung der Abflußverhältnisse wurde das Nephrostomiedrain abgeklemmt. Freie Durchgängigkeit des Harnleiters. Die zur Darstellung gebrachte Harnblase ist unauffällig. Der extravesicale Entzündungsprozeß ist abgeklungen

Rö.-Abb. 8. Dieselbe Patientin 1 Jahr nach Entfernung des Nephrostomiedrains. Unauffälliges Ausscheidungsurogramm beidseits. Restharn 0. Harn steril

Entzündungserscheinungen immer wieder zu beobachtendes Bild). Gelingt der Ureterenkatheterismus, so findet sich in 4 bis 6 cm Höhe ein meist mehr oder minder schwer überwindbares Hindernis, wonach stark, gestauter Harn abtropft. Fibrinbildungen und Ödem können das Auffinden des Harnleiterostiums unmöglich machen. Mit dem gelungenen

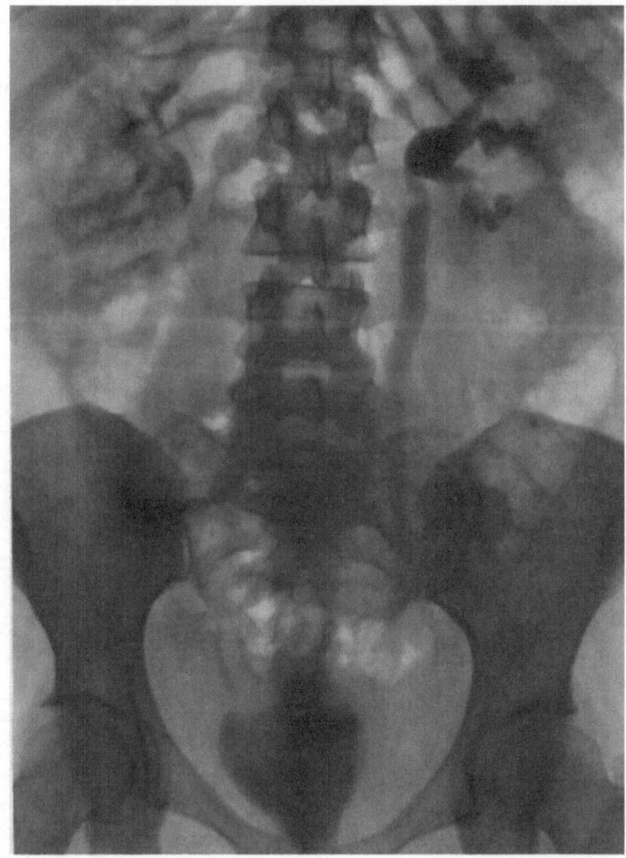

Rö.-Abb. 9. Zustand 3 Wochen nach Wertheimscher Radikaloperation. Ausgeprägter Kontrastmittelaufstau links. Der Blasenschatten ist durch den paravesicalen Entzündungsprozeß nach rechts verdrängt. Subjektiv bestehen ziehende Schmerzen im linken Unterbauch. Leukocytose ohne Temperatursteigerung

Ureterenkatheterismus ist das extraureterale Harnabflußhindernis zunächst beseitigt.

Da das Abflußhindernis durch paravesicale Hohlräume, Hämatombildung und Lymphcysten verursacht wird, erfolgt die Abheilung nur langsam, und es können Wochen vergehen, bis die Frage, ob die entzündlichen Veränderungen mit oder ohne Einbeziehung des Harnleiters in die narbige Ausheilungsphase vor sich gehen, entschieden ist. Während dieses Zeitraums entsteht durch den liegenden Dauerkatheter ein Fremdkörperreiz, der seinerseits wieder ein Schleimhautödem verursacht.

Dies geschieht insbesondere dann, wenn in dem Bestreben, eine möglichst vollständige Entlastung herbeizuführen, ein dickkalibriger Ureterenkatheter eingeführt wurde. Die bewährte Fixation des Ureterenkatheters an einen Blasendauerkatheter ist begleitet von den Nachteilen der mechanischen Blasenschleimhautirritation, die bei nerval gestörten Blasen voll zur Geltung kommt. Die Dauerureterenkatheterbehandlung kann somit mehrere Wochen Bettruhe erfordern und ist von Rück-

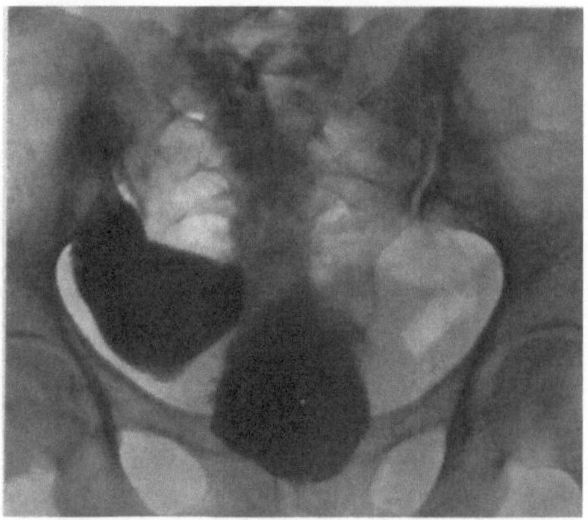

Rö.-Abb. 11. Zustand 8 Wochen nach Wertheimscher Radikaloperation. Spontanperforation eines paravesicalen Abscesses rechts in die Blase. Die Absceßhöhle ist durch retrograde Kontrastmittelfüllung zur Darstellung gebracht

Rö.-Abb. 10. Dieselbe Patientin 4 Wochen später nach intensiver antibiotischer Behandlung. Unauffälliges Ausscheidungsurogramm beidseits. Der extravesicale Entzündungsprozeß ist abgeklungen. (Ureterkatheterismus bzw. Nephrostomie wären nur bei akut auftretendem Nierenverschluß gerechtfertigt gewesen)

schlägen begleitet, wenn das Wiedereinführen des Katheters nicht gelingt. Von vornherein ist eine genaue Indikationsstellung unter Berücksichtigung des allgemeinen Behandlungsplanes notwendig.

Gruppe C. Während die Gruppen A und B die Komplikationen einer bestehenden Harninfektion und Restharnbildung unter Mitbeteiligung der oberen Harnwege darstellen, wurden in der Gruppe C alle jene Fälle zusammengefaßt, bei denen zur Wiederherstellung freier Harnabfluß-verhältnisse eine weitere Operation am Nierenhohlsystem oder an den Ureteren notwendig ist. Diese Gruppe umfaßt somit nicht mehr ausschließlich die unmittelbaren postoperativen Komplikationen, sondern auch die Folgezustände der stattgehabten akuten Entzündung mit narbiger Ausheilung und Stenosierung des Harnleiters im distalen Abschnitt. Auf die Schwierigkeiten des Ureterkatheterismus bei extravesicalen Entzündungsprozessen im Stadium B wurde bereits hingewiesen. Mißlingt das Einführen des Ureterenkatheters zum Zeitpunkt des akuten Nierenverschlusses, wird die temporäre Nephrostomie die Methode der Wahl. Die Technik ist im Abschnitt „Operative Eingriffe" beschrieben. Die Nephrostomie verbleibt 4 Wochen. Danach wird ein intravenöses Pyelogramm bei abgeklemmter Nephrostomie durchgeführt. In allen jenen Fällen, in denen der Nierenverschluß die Folge eines extravesicalen Entzündungsprozesses, eines Ödems oder der Kompression durch Hämatomdruck ist, kann unter antibiotischer Therapie sowie antiphlogistischer Lokalbehandlung mit einem Rückgang der extravesicalen Kompressionserscheinungen und Freiwerden der Passage gerechnet werden. Verschiedentlich wird die Diagnose extravesicaler bzw. peri-

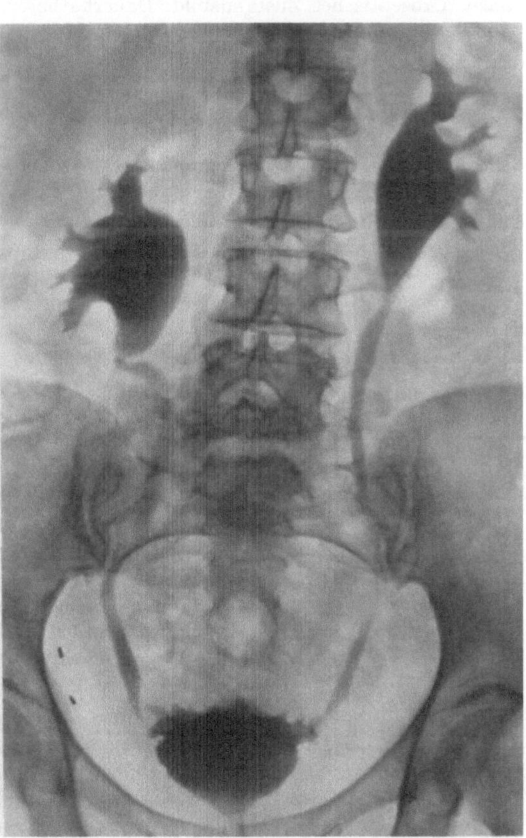

Rö.-Abb. 12. Zustand 5 Monate nach Wertheimscher Radikaloperation. Ausgeprägter Kontrastmittelaufstau beidseits. Gezähntelte Begrenzung des Blasenschatten als Ausdruck der schweren Entzündung

ureteraler Entzündungsprozesse auf die bereits beschriebenen indirekten Zeichen der Harnstauung, der Temperatursteigerung, unklarer Schmerzen sowie den erwähnten cystoskopischen Befund des extravesicalen Entzündungsprozesses beschränkt bleiben. Bei röntgenologisch freier Harnpassage kann das Nephrostomiedrain entfernt werden. In diesem Zusammenhang sei nochmals darauf verwiesen, daß auch schwerste

Tabelle 1. *Zusammenstellung urologischer Komplikationen*

Gruppe A

Verschiedenartige Harnstauung im Bereiche der oberen Harnwege, Harninfektion, Restharn, subjektiv ohne Beschwerden. Gute Prognose bei konservativer Therapie.

Gruppe B

Ausgeprägte Stauung im Bereiche der oberen Harnwege, Harninfektion, Restharn. Uroseptisches Zustandsbild. Dauerkatheter. Prognose gut bei geglückter Sondierung und Abheilen der Infektion.

Gruppe C

Stenosen, Fisteln, Strikturen oder massives Ödem des Harnleiters, welches zu einem weiteren operativen Eingriff zwingt (Entlastungsnephrostomie, Ureterimplantation in die Blase usw.).
Harninfektion. Schwere Komplikation. Prognose abhängig von zahlreichen Einzelfaktoren.

Gruppe D

Schwere Komplikation, die als Folge von Gruppe C mit Verlust an Nierenparenchym einhergeht. Nephrektomie, chron. Pyelonephritis usw.
Schwere irreparable Komplikation.

Gruppe E

Tod an Urämie infolge fortschreitenden Verlustes an Nierenparenchym.

Tabelle 2. *Pat. mit urologischen Komplikationen nach Gruppen A bis E geordnet*

Wertheimsche Radikaloperationen	A	B	C	D	E	
1956, 1957, 1958 220 Patientinnen	7	7	6	10	11	Keine routinemäßige urologische postoperative Kontrolle
1959, 1960, 1961 220 Patientinnen	16	10	7	11	3	Genaue prä- und postoperative Kontrolle. (Präparation des Harnleiters nach PALMRICH)
1962, 1963 93 Patientinnen	13	3	8	1	0	Zusätzlich Verwendung von Einmalkathetern

Die obige Tabelle gibt eine Übersicht über das Krankengut der I. Universitäts-Frauenklinik, Wien. Im Zeitraum von 1956 bis 1963 konnte somit die Zahl der Fälle mit irreparablen Schäden und Verlust an Nierenparenchym sowie die Mortalität gesenkt werden. Gleichzeitig ging die Harnleiterfistelfrequenz (in Gruppe C enthalten) von 7,5 auf 0,9% zurück. (Z. Geb. u. Frauenheilk. **23**, 267 (1963).

eitrige Parenchymprozesse zur Abheilung gelangen können und in diesem Stadium die Nephrektomie auch wegen des fraglichen Schicksals der anderen Niere absolut kontraindiziert ist.

Im Falle des Nierenverschlusses durch distale Ureterkompression gelingt es mittels der temporären Nephrostomie die Niere in einem viel vollständigeren Maße zu entlasten als dies durch einen Ureterenkatheter möglich ist. Das lokale Ureterwandödem gelangt wesentlich schneller zur

Rückbildung als dies bei liegendem Dauerureterkatheter möglich wäre. Der Eingriff als solcher ist klein. Die Patientinnen können Tage danach das Bett verlassen. und es ist immer wieder erstaunlich, daß der Heilungsprozeß trotz der durchgeführten Operation schneller vor sich geht als in Fällen, die mit Dauerureterenkatheter konservativ behandelt

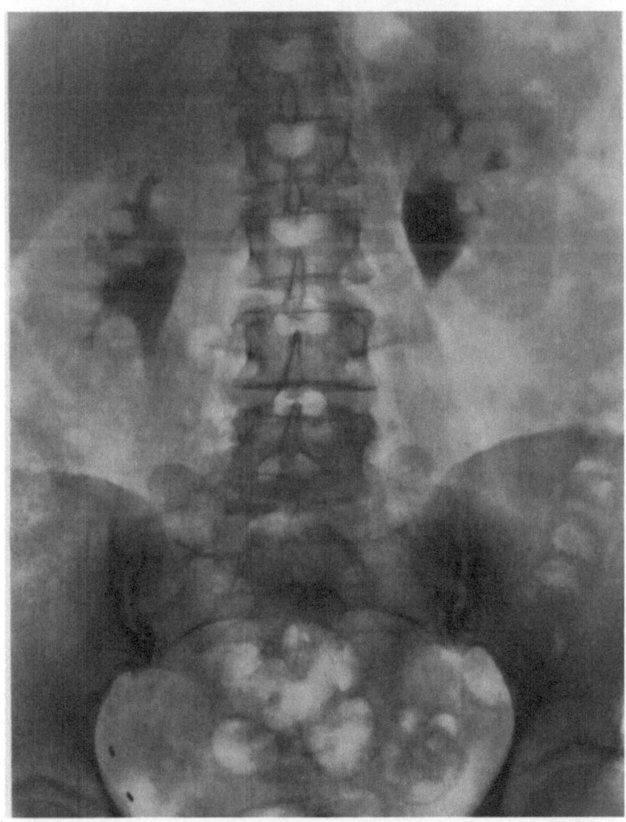

Rö.-Abb. 13. Kontrolle des Ausscheidungsurogramms 4 Jahre später. (Bei der Patientin war irrtümlich die Diagnose Ureterstenose beidseits gestellt worden.) Nach monatelanger erfolgloser Ureterbougierung beidseits wurde zunächst die rechtsseitige transperitoneale Ureterimplantation vorgenommen. Durch die postoperativ notwendige Dauerkatheterbehandlung besserte sich ,,überraschenderweise'' die linke Seite. Daraufhin transurethrale Sphincterresektion. Cystitis und Sphinkterstarre täuschten in diesem Falle eine prävesicale Ureterstenose vor

wurden. Bei Patientinnen in schlechtem Allgemeinzustand kann auch in halbseitiger Spinalanästhesie operiert werden.

Gruppe D. (Irreparable Schäden, Verlust an Nierenparenchym). Die Gruppe D enthält alle jene Fälle, bei denen es in der weiteren Folge zur Defektheilung mit Verlust an Nierenparenchym kommt. Obwohl der Verlust an Nierenparenchym ein allgemein gehaltener Begriff ist, bewährte sich diese Stadieneinteilung im klinischen Gebrauch. Im Rahmen von Nachkontrollen gefundene späte Operations- und Bestrahlungsfolgen werden hier besonders berücksichtigt. Im Gegensatz zu den frühzeitig ent-

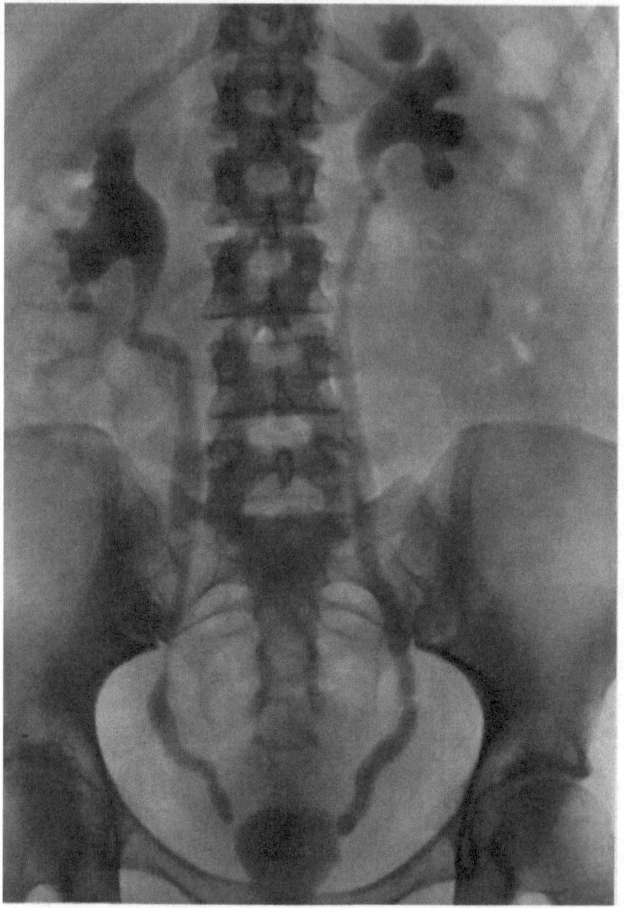

Rö.-Abb. 14. Zustand nach Radium- und Röntgenbestrahlung. Kontrastmittelaufstau beidseits, wobei der Harnleiter gewissermaßen quer vor der Blase abbricht (Behandlung der schweren Cystitis)

deckten intraoperativen bzw. postoperativen Harnleiterscheidenfisteln werden die schleichend progredienten Verlaufsformen der Ureterstenose in Folge der oft nur geringfügigen Ausgangsbefunde häufig übersehen. Die Bedeutung der urologischen Routinekontrolle anläßlich der gynäkologischen Untersuchung muß neuerlich betont werden. Eine unbehandelte Pyelonephritis, eine progrediente Einengung des distalen Harnleiterabschnittes oder eine späte Strahlenstenose, gefährden die Patientinnen in demselben Ausmaß wie das Carcinom. Das jugendliche Alter der operierten Patientinnen und die hohe prozentuale Heilungschance verpflichten zu besonderer Aufmerksamkeit. Da den Patientinnen zwar

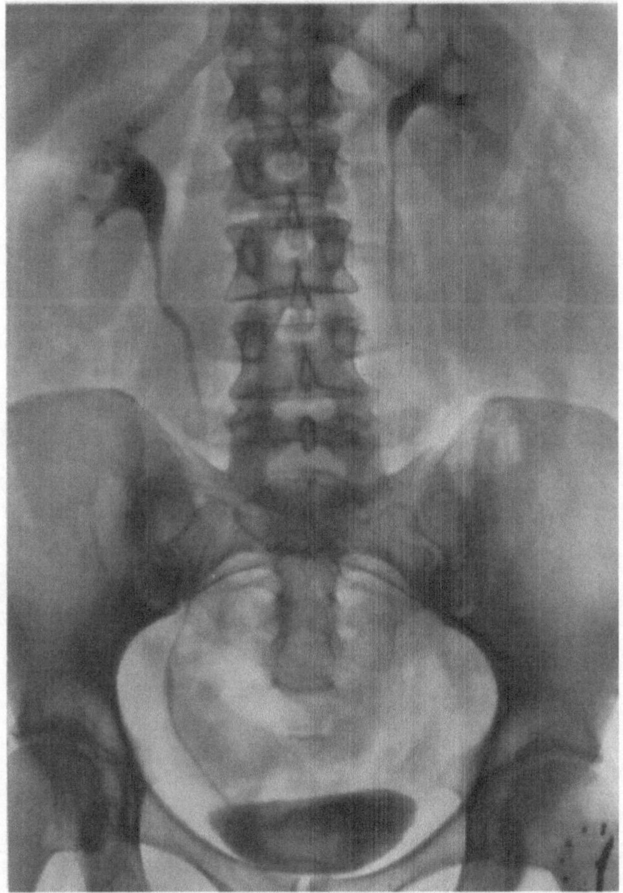

Rö.-Abb. 15. Ausscheidungsurogramm derselben Patientin 3 Monate später. Unauffälliges Ausscheidungsurogramm beidseits

die Bedeutung der gynäkologischen, selten jedoch der urologischen Routinekontrolle verständlich erscheint, erweist sich im klinischen Routinebetrieb die Koppelung beider Untersuchungen als notwendig, wobei die urologische Untersuchung der gynäkologischen vorangehen soll.

V. Stenosen und Fisteln des Harnleiters

Im allgemeinen haben Patientinnen, die restharn- und infektfrei mit einem normalen Pyelogramm nach Hause entlassen werden und keiner weiteren Röntgen-Nachbestrahlung unterzogen wurden, auch in Zukunft keine Stenose des distalen Harnleiterabschnittes zu erwarten. Dies betrifft nach unseren Erfahrungen auch jene Fälle, bei denen wegen einer

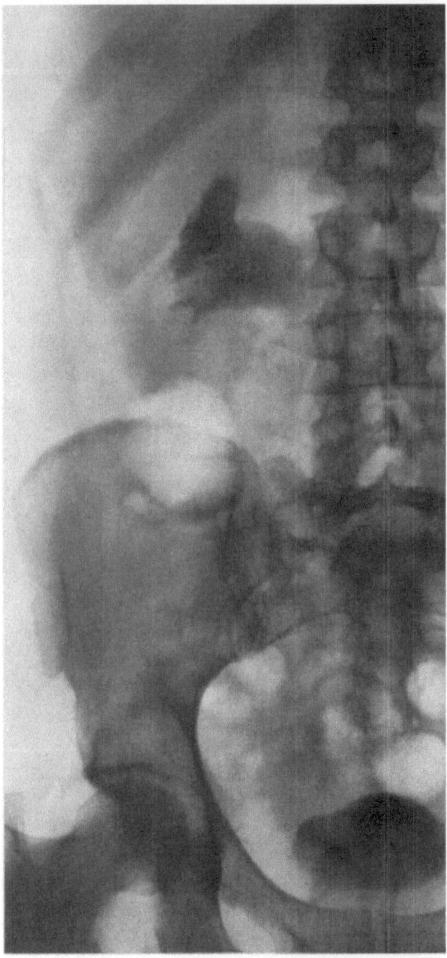

Rö.-Abb. 16. Zustand nach Wertheimscher Radikaloperation. Kontrastmittelaufstau rechts. Die Katheterspitze liegt im Bereiche des Harnleterostiums rechts

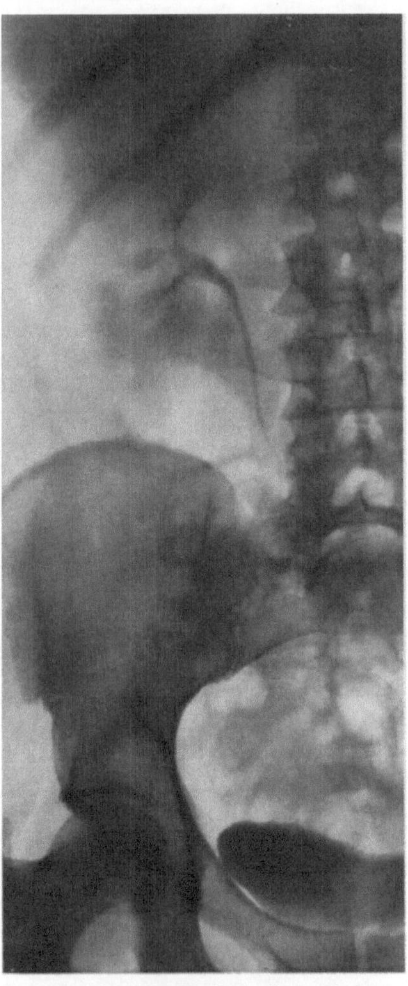

Rö.-Abb. 17.   Dieselbe Patientin 2 Wochen nach Entfernung des Katheters. Unauffälliges Ausscheidungsurogramm

temporären Kompression des distalen Harnleiterabschnittes vorübergehend eine Nephrostomie angelegt wurde. Bei all diesen Patientinnen blieb auch in der Folge über Jahre hinaus das Ausscheidungsurogramm normal.

Es sei damit zum Ausdruck gebracht, daß die Entwicklung der distalen Harnleiterstenose nicht überraschend erfolgt. Das postoperative intravenöse Pyelogramm gibt unmißverständliche Hinweise auf etwaige zu erwartende Spätstenosen. Unserer Erfahrung nach sind nach einem freien Intervall plötzlich auftretende Nierenkomplikationen im allgemeinen durch ein Lokalrezidiv oder Drüsenkompression verursacht. Da sich sowohl das Lokalrezidiv als auch der Einbruch carcinomatöser Drüsen mitunter dem Tastbefund entziehen, bietet oftmals einzig der Vergleich der zu verschiedenen Zeitpunkten angefertigten intravenösen Pyelogramme einen Anhaltspunkt für die Ursache des nunmehrigen Funktionsausfalles der Niere.

Hierbei ergaben routinemäßig durchgeführte Untersuchungen und Kontrollen des intravenösen Pyelogrammes einen ersten Einblick in die Funktionsstörungen des Harnleiters nach Radikaloperationen. Entsprechend einer allgemeinen, den klinischen Erfordernissen gerecht werdenden Einteilung unterscheidet man:

1. Temporäre Harnleiterdilatationen.
2. Stationäre Harnleiterdilatationen.
3. Harnleiterstenosen.

Während die sog. temporären Harnleitererweiterungen, wie bereits besprochen, im allgemeinen auf ein intravesicales mechanisches Harnabflußhindernis zurückzuführen sind und mit Abheilen des Harninfektes bei restharnfreier Blasenentleerung reversibel sind, bedürfen die stationären Harnleitererweiterungen noch einer näheren Besprechung. In dem Kapitel über Funktionsstörungen wurde das Problem der sog. „Kompensation" erwähnt. Dieses umfaßt die Adaptation des proximalen Harnleiterabschnittes, des Nierenbecken- und Kelchsystems an den distalen Harnleiteranteil, der für die Transportverzögerung verantwortlich ist. Es handelt sich hierbei um Zustandsbilder, die letzten Endes noch nicht zur Gänze erforscht sind. Besonders bei jungen Frauen sollte daher, solange der Begriff „Kompensation" nicht fest umrissen ist und die Grenzen, innerhalb derer eine Anpassung an ein relatives mechanisches Harnabflußhindernis ohne zunehmenden Verlust an Nierenparenchym nur zum Teil bekannt sind, die Indikation zur Wiederherstellungsoperation nicht *zu eng* gestellt werden, auch wenn Beschwerdefreiheit besteht. Untersuchungen von EVERETT zufolge sind zwar konstante, durch Jahre fortdauernde, nicht progrediente Erweiterungen des Hohlsystems beobachtet worden. Untersuchungen mittels Isotopennephrogramm könnten jedoch bei geringer Strahlenbelastung vielleicht eine genauere Auskunft über den Funktionszustand der Niere geben als dies durch das Ausscheidungsurogramm zur Zeit möglich ist.

Die Stenose des distalen Harnleiters bedarf der operativen Korrektur bei zunehmenden Stauungsbeschwerden, bei beginnender Funktionseinschränkung und zunehmender Erweiterung des Nierenhohlsystems. Die Wiederherstellungsoperation beinhaltet allerdings einen vor der Operation nicht mit Sicherheit zu entscheidenden Unsicherheitsfaktor, nämlich, inwieweit die Harnleiterwand oberhalb der Stenose bereits irreparabel verändert und funktionell geschädigt ist. Jede, auch temporäre Harnleiterdilatation bedarf somit solange der Kontrolle in kurzen Intervallen bis entweder die Entscheidung zur Wiederherstellungsoperation oder die Feststellung, daß es sich um eine kompensierte Form einer stationären Harnleitererweiterung handelt, gefallen ist.

Die Angaben über die Häufigkeit von Ureterstenosen hängen in einem hohen Maße von der Genauigkeit der Nachuntersuchung einschließlich Ausscheidungsurogramm mit Spätaufnahmen ab. Feststellungen über die Häufigkeit von Ureterstenosen, die bei geheiltem Carcinom letzthin zu tödlichem Ausgang durch Urämie führten, schwanken

Tabelle 3. *Harnleiterkomplikationen nach gynäkologischer Radikaloperation*

		Fälle	Komplikationen %
BENSON	1955	137	14
BÖCKLER	1961	132	7,6
BRUNSCHWIG	1956	212	12,0
LIU	1955	473	7,3
NOVAK	1920—1953	618	10,9
MUTH	1957	170	8,9
KÜSS	1961	Übersicht 0,8—12,9	

nach einer Zusammenstellung von KÄSER zwischen 1% und 12%. Nach REME und ALTVATER waren z. B. von 38 Patientinnen, die wegen eines Genitalcarcinoms operiert wurden und später verstarben, 13% zwar krebsfrei, jedoch infolge beidseitiger Ureterstenose der Urämie erlegen. ANSELMINO und TURANLI konnten in 10 Jahren bei insgesamt 612 Schautaoperationen in 13 Fällen eine zunehmende Ureterstenose beobachten, die zu einer Ureterocystoneostomie zwang, und fanden unter 36 Ureterkomplikationen nach Wertheimscher Radikaloperation 13mal Ureterstenosen.

Auf Grund der in dem Abschnitt über „Harnleiterfisteln" (S. 36) geäußerten Ansicht sind wir der Überzeugung, daß die Verhinderung von periureteralen und paravesicalen Hohlräumen durch Redon-Saugdrainage bzw. durch operative Erhaltung des Mesureters für die Prophylaxe der distalen Ureterstenose entscheidende Bedeutung zukommt. Das gleiche gilt für die progrediente, perilymphatische, ascendierende Bindegewebsentzündung. Wir glauben daher, daß die nach Jahren plötzlich entdeckte Ureterstenose bei rezidivfreien Patientinnen nur Folge einer langsam, sich schleichend entwickelnden Bindegewebsentzündung ist, die durch postoperative urologische Kontrollen schon zu einem früheren Zeitpunkt hätte nachgewiesen werden können.

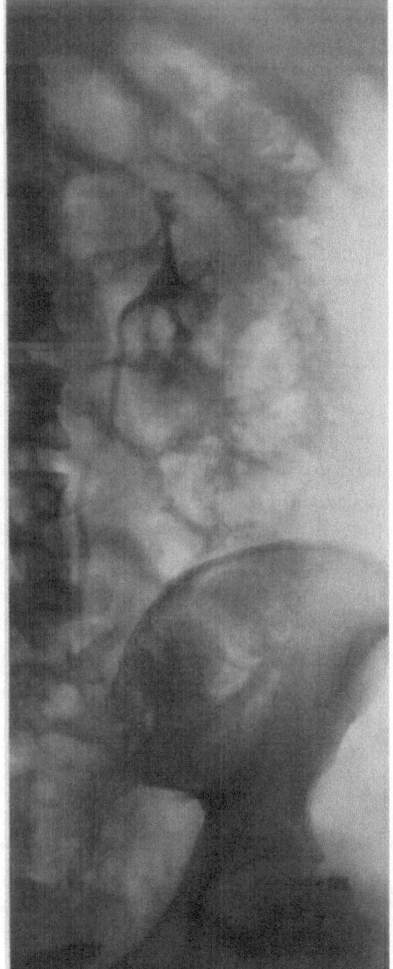

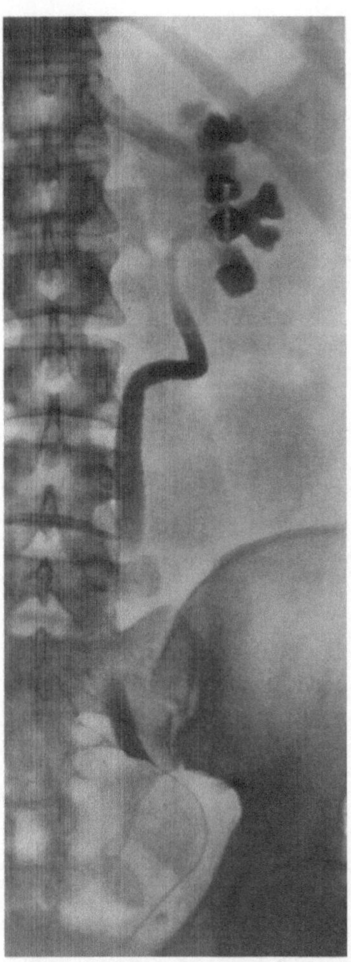

Rö.-Abb. 18. Zustand nach Wertheimscher Radikaloperation. Unauffälliges Ausscheidungsurogramm

Rö.-Abb. 19. Dieselbe Patientin 4 Monate nach abgeschlossener Röntgennachbestrahlung. Ausgeprägte Ureterstenose links

Therapie der Ureterstenose

Die alleinige Ureterbougierung dürfte kaum von einem Dauererfolg begleitet sein, wenn man berücksichtigt, daß die ausgedehnten Ureterwandveränderungen im allgemeinen die Gefäßkreuzungsstelle noch nach proximal überschreiten. Der Operationsplan muß daher auf einen Ersatz

3*

des distalen Harnleiters über eine Strecke von mindestens 10 cm abgestimmt werden. Der Versuch einer Ureteraushülsung scheitert meist an der Miteinbeziehung der Ureterwandschichten in den narbigen Prozeß

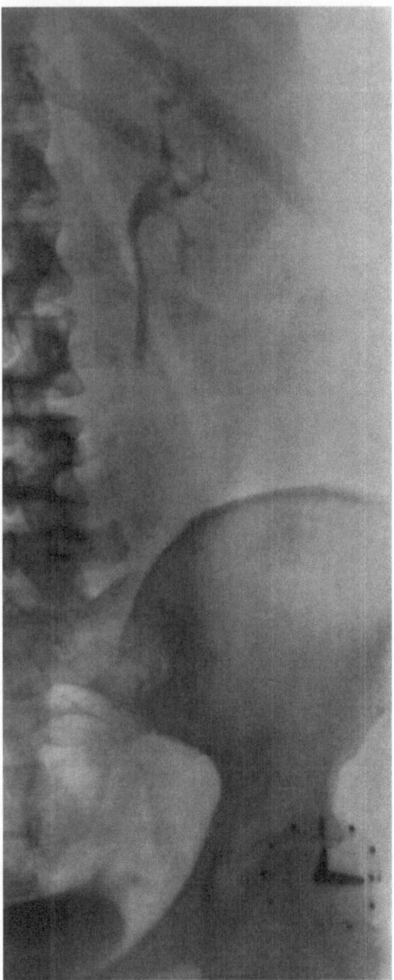

der Umgebung, wobei auch die Ureterwand unter Verlust der elastischen Elemente erstarrt und selbst nach der Entfernung der umgebenden Schwarten mit einer Wiederaufnahme der Peristaltik nicht zu rechnen ist. Die einfachste und sicherste Methode ist die Wiederherstellungsoperation durch einen Blasenlappen nach BOARI. Dem gegenüber wird die spannungslose Wiedereinpflanzung des Harnleiters in die Blase durch einfache Ureterocystoneostomie mitunter an der Länge der zu überbrückenden Distanz scheitern. Andererseits wird bei entsprechender Blasenkapazität und der Möglichkeit, einen verhältnismäßig langen Blasenlappen zur Überbrückung der Stenose zu bilden, die Ileumzwischenschaltung auch bei beidseitigen Stenosen in vielen Fällen überflüssig sein.

Harnleiterfisteln

Für das Zustandekommen der Harnleiterspätfiseln werden in erster Linie Ernährungsstörungen zwischen der Eintrittsstelle des Harnleiters in den „Uterinatunnel" und der Blase angeführt. So einleuchtend die Erklärung der Fistelbildung ausschließlich durch eine Störung der Gefäßversorgung ist, so sprechen doch eine Reihe klini-

Rö.-Abb. 20. Dieselbe Patientin 2 Jahre nach Wiederherstellungsoperation des distalen Harnleiters nach BOARI

scher und experimenteller Erfahrungen dagegen. Die Operation tiefsitzender Uretersteine erfordert mitunter die Ligatur der Arteria uterina und die Freipräparation des Harnleiters auf längere Strecken. Harnleiterfisteln sind hiernach ebensowenig zu beobachten wie nach der Unterbindung der A. hypogastrica oder nach ausgedehnter Präparation und Verschmälerungsoperation bei angeborener Harnleitermißbildung. Im eigenen Tierexperiment zeigte der Harnleiter bei der Freipräparation auf eine Strecke von 7 cm und gleichzeitiger Unterbindung der Arteria vesicalis superior et inferior keinerlei Ernährungsstörungen.

Daneben wurden paravesicale und periureterale Entzündungen als Ursache genannt und speziell den mit Lymphe und Wundsekret erfüllten Hohlräumen bei der Entstehung von Fisteln und Stenosen ebenso wie den dadurch hervorgerufenen dynamischen Störungen der Peristaltik eine entscheidende Bedeutung zuerkannt. Schließlich konnte die Bedeutung der Verletzung der bindegewebigen Harnleiterhüllen von MITANI und ONO experimentell und klinisch nachgewiesen werden. In diesem Zusammenhang gewann zuletzt die Summierung mehrerer kausalgenetischer Teilfaktoren an Bedeutung (BRANDSTETTER, KRAATZ u. a.).

Eine zirkuläre Denudation des Harnleiters mit geringfügigen Verletzungen der bindegewebigen Hüllen geschieht bei der Darstellung der Arteria uterina, die deshalb nach Ansicht verschiedener Autoren weitab vom Ursprung unterbunden werden sollte. Da der Harnleiter, dessen Adventitia Mikroverletzungen aufweist, überdies isoliert durch einen infizierten mit Blutcoagula erfüllten toten Raum führt, wurde aus diesen Gründen die Operationstechnik geändert und der Harnleiter bis zur Eintrittsstelle in den Uterinakanal intraperitoneal verlagert (FRANZ, NOVAK). Das laterale Blatt des Mesureters konnte ebenso wie das Dach des Uterinakanals durch die erwähnte Unterbindung der Uterina weitab vom Stamm erhalten werden, wodurch auch die feinen Arterien, die vom Uterinakanal zum Harnleiter ziehen, geschont werden. Der Vergleich des klinischen Materials ergab bei dieser Technik eine Senkung der Fistelhäufigkeit von 10,1% auf 1,0% (NOVAK). OBER erzielte jedoch bei gleichem Vorgehen keine Senkung der Fistelfrequenz.

LOUROS begnügte sich mit der vorsichtigen stumpfen Freipräparation des Harnleiters und fand bei diesem Vorgehen bei 266 Fällen sieben Fisteln. MOONEN sah 1959 demgegenüber in der Ödembildung und Fibrosierung mit Knickbildung den Grund für postoperative Komplikationen. GRÜNBERGER u. Mitarb. umgaben den denudierten Harnleiter mit einem freien Netztransplantat, ohne jedoch hierdurch eine Senkung der Fistelfrequenz zu erreichen.

KAU verwies auf die Zusammenhänge mit einer bestehenden Entzündung innerhalb des Harntraktes und fand hierbei urologische Komplikationen in 58,3%; bei fehlender Entzündung dagegen nur in 22,2% der Fälle. Auch MAGARA u. Mitarb. kommt durch Untersuchungen der Blasenkeimflora vor und nach der Operation zu der Feststellung, daß bei einer großen Anzahl von Patientinnen eine Infektion der Blase vorlag.

Experimentelle Untersuchungen von MASTERSON zielten darauf ab, die bisher aufgezählten Gründe für die Entstehung der Fistelbildung: Störung der Blutversorgung, Trauma, Retroperitonitis, Infektion und Bestrahlung hinsichtlich ihrer kausalen Bedeutung zu überprüfen. Es gelang dem Verfasser, im Tierversuch zwar Ureterdilatation und Harninfektion hervorzurufen, nicht aber Fisteln zu erzeugen, obwohl die Blutzufuhr durch Unterbindung der A. hypogastrica weitgehend gedrosselt wurde. Lediglich durch Röntgentiefenbestrahlung konnte in zwei Fällen eine Fistel produziert werden.

GRAY, PLENTL und TAYLOR beobachteten erstmals 1958 das Auftreten sog. Lymphcysten. Im wesentlichen handelt es sich dabei um die bereits beschriebenen paraureteralen und perivesicalen mit Sekret und Lymphe erfüllten Wundhöhlen. In der japanischen Literatur wurden Lymphcysten nach kombinierter Radium- und Röntgenbestrahlung und nachfolgender Lymphonodoektomie schon früher beschrieben. Diese Zusammenhänge sind interessant und scheinen einen Beweis für schwere Komplikationen von Seiten des lymphatischen Apparates zu erbringen. Das Auftreten von Lymphcysten ist von anderen Formen der Lymphonodoektomie her bekannt. Es ist verständlich, daß aus den eröffneten Lymphbahnen, entlang der großen Gefäße, eine Lymphsekretion fortbesteht und zur Cystenbildung führt, da nach Verschluß des retroperitonealen Raums ohne Drainage der Abfluß behindert ist. RUTLEDGE u. Mitarb. bestätigen die von GRAY gemachte Beobachtung und fanden bei 281 Fällen von Lymphonodoektomie im Becken in 68 Fällen (das entspricht 24%) Lymphcysten.

SYMMONDS und PRATT messen sowohl der Durchblutungsstörung als auch der Denudation des Harnleiters bei der Entstehung von Fisteln sekundäre Bedeutung zu. Sie gehen von der experimentellen Beobachtung aus, daß durch Gaben von Antibiotica die Fistelbildung verhindert werden kann. Sie halten die Infektion für entscheidend. Für Fistelbildung und Stenose wird eine schleichende, klinisch nicht signifikante retroperitoneale Bindegewebsentzündung: („Cellulitis") verantwortlich gemacht. Die mit Lymphe und Sekret erfüllten paravesicalen und periureteral gelegenen Hohlräume sollen hierbei als Nährboden dienen. Zur Verhinderung der Ascension von Keimen einerseits und von artefiziellen Hohlräumen andererseits, werden in Abänderung der herkömmlichen Operationsmethode die Blase und das Rectum zur Peritonealisation des Scheidenstumpfes verwendet und die Fossa iliaca beiderseits durch Redonsaugdrainage extraperitoneal nach inguinal heraus drainiert. Durch diese Form der Drainage über 3 bis 6 Tage und die damit verbundene Aneinanderlegung der Peritonealblätter werden Hohlraumbildungen vermieden. Bei 20 operierten Patientinnen konnte keine Stenose oder Fistel beobachtet werden. Es handelt sich hier erstmals um brauchbare Vorschläge zur Verhinderung der retroperitonealen schleichenden Bindegewebsentzündung.

Eine signifikante Senkung der Fistelfrequenz von insgesamt 7,3% auf 0,9% konnte durch eine Modifikation der Ureterpräparation durch PALMRICH an der I. Universitäts-Frauenklinik, Wien, erzielt werden. Die Modifikation ist besonders deshalb interessant, weil sie von verschiedenen Operateuren derselben Klinik mit gleich gutem Erfolg durchgeführt wurde. Durch histologische Untersuchungen fand der Verfasser eine den Ureter umgebende Bindegewebslamelle, die er als Mesureter bezeichnet, da in ihr Gefäße verlaufen. Durch Zug des hinteren Blattes des Lig. latum nach medial retrahiert sich der ventrale Mesureter und wird als feine Stufe $^{1}/_{2}$ bis 1 cm von der Peritonealincision entfernt sichtbar. Man hebt ihn mit einer feinen Pinzette an und präpariert ihn vom Peritoneum ab. Dies ist sehr leicht, da zwischen Mesureter und Peritoneum feinfaseriges, spinnwebartiges Bindegewebe ist, so daß man zwischen diesen Schichten bis zur Insertionsstelle des dorsalen Mesureters an der Beckenwand eindringen kann. In dieser Schicht verbleibend, kann man unter Erhaltung des ventralen und dorsalen Mesureters in den Uterinakanal eindringen und die Arteria uterina und den aufsteigenden Blasenpfeiler unterbinden. OBER fand bei 218 nach der oben beschriebenen Technik operierten Patientinnen, wovon 150 zusätzlich eine Redonsaugdrainage hatten, keine einzige Harnleiterfistel. Durch eine ähnliche Technik und Erhaltung der sog. Fascia vesicoumibicale erzielte HELD ebenfalls gute Ergebnisse. Dem gegenüber fand KISTNER in 80 Fällen eine unveränderte Fistelfrequenz von 8%. Es fällt allerdings auf, daß hier der Erhaltung des Mesureters im Bereich des Uterinakanals — wie dies PALMRICH fordert — keine Bedeutung zugemessen wurde, ein Umstand, der darauf hinweisen würde, daß die Schädigung tatsächlich durch die von PALMRICH angegebene Form der Präparation vermieden werden kann.

Unter den angeführten Ansichten über die Ursache der Fistelbildung finden sich sehr verschiedene Meinungen und dementsprechend weichen auch die einzelnen Vorschläge zur Verbesserung der operativen Technik voneinander ab. Interessant sind auch die sehr unterschiedlichen tierexperimentellen Ergebnisse. Hinzuzufügen wäre, daß die im Tierexperiment gewonnenen Erfahrungen nicht ohne weiteres auf den Menschen bezogen werden können. Bindende Schlüsse für die Ursache der Fistelbildung können daher am ehesten retrospektiv aus der Analyse der durch Operationsmodifikationen verbesserten Ergebnisse gewonnen werden.

Veränderte Gefäßversorgung, Lageveränderung durch Verziehung, Knickbildung, Ödem, Hämatom, Kompression mit Fibrose und Nekrose auf der einen und Infektion auf der anderen Seite werden als Hauptfaktoren genannt. Alle genannten Einzelfaktoren haben zuviel Gemeinsames, um sie hinsichtlich ihrer pathogenetischen Bedeutung für die Fistelbildung trennen zu können. Die Lymphonodoektomie begünstigt sowohl die Ausbildung der periureteralen und paravesicalen Hohlräume als auch deren nachfolgende Infektion. Nach der oben genannten Zusammenstellung scheinen sämtliche operative Maßnahmen, die zur Verhinderung derartiger Hohlräume dienen bzw. einen wirksamen Abfluß der Wundsekrete ermöglichen, ebenso wie die Verhinderung der Infektion dieser Hohlräume zunächst von entscheidender Bedeutung zu sein. Die Erhaltung des Mesureters durch die von PALMRICH angegebene Änderung der Operationstechnik hat bisher die entscheidenste Senkung der Fistelfrequenz ermöglicht. Die Vermeidung der Verletzung der Adventitia und Erhaltung einer bindegewebigen Schutzschicht ist nicht nur für die Erhaltung der Blut- sondern auch der Lymphgefäße, die in der Ureterwand (Adventitia) verlaufen, wesentlich.

Angaben über den Spontanverschluß von Harnleiter-Vaginalfisteln bzw. konservativen Therapieerfolgen durch Einlegen von Ureterenkathetern halten einer kritischen Überprüfung der Spätergebnisse im allgemeinen nicht stand. Zwischen „Spontanheilungen" bei wiederhergestellter Harnleiterkontinuität und freien Abflußverhältnissen und Scheinheilungen mit langsamem Zugrundegehen der Niere wird im allgemeinen nicht unterschieden und das Trockenwerden der Patientinnen als voller Erfolg gewertet. Am eigenen Krankengut konnten wir in keinem einzigen Fall nach erfolgter Radikaloperation eine Spontanheilung beobachten, die bei späteren Nachuntersuchungen den oben gestellten Forderungen entsprach.

VI. Wiederherstellungsoperationen im Bereiche des Harnleiters

Die ersten Versuche der Wiedereinpflanzung des Harnleiters in die Blase führten NOVARO, VEIT und CHAPUT 1894 unabhängig voneinander durch, und GARRÉ konnte bis zum Jahre 1909 30 verschiedene Verfahren zusammenstellen, die jedoch wegen sekundärer Striktur teilweise wieder verlassen wurden.

Zahlreiche angegebene Verfahren beruhen auf geringfügigen technischen Änderungen bereits bekannter Methoden oder dienen unter Benützung dieser der Verhinderung des Refluxes. Auch hier können die im Tierversuch gewonnenen Ergebnisse nicht ohne weiteres auf den Menschen übertragen werden. So erlaubt z. B. die dicke Blasenwand des Hundes ohne weiteres eine Schrägkanalbildung bei der Implantation, während dies bei der weiblichen Harnblase in Anbetracht der geringen Wandstärke nicht in demselben Maße möglich erscheint

Unter den zahlreichen Methoden der Ureterocystoneostomie können drei Grundprinzipien unterschieden werden:

1. Die direkte Vereinigung zwischen Harnleiter und Blasenwand durch Naht,

2. das freie Hineinragenlassen des Harnleiters in die Blase,

3. die Einpflanzung des Harnleiters in einen aus der Blase gebildeten und zu einem Rohr geformten Lappen.

Demgegenüber ist die Seit-zu-Seit-Anastomose (ÜBELHÖR) trotz der mit dieser Methode erzielten guten Ergebnisse für das gestellte Thema von untergeordneter Bedeutung, da der Harnleiter meist zu kurz ist.

Die erste der angeführten Methoden geht auf einen Vorschlag von WITZEL 1896 zurück und beruht auf der festen Verankerung zwischen Harnleiter und Blasenwand. 1905 führte SAMPSON die gleiche Methode aus ohne die Blase außerhalb der Incision breit zu eröffnen. Beide Verfahren wurden später von ALBARRAN, DODSON, PATTON und BURNS wieder aufgegriffen.

FURNESS und YOUNG (1918) ließen nach der zweiten Methode den Harnleiter frei in die Blase hineinragen und befestigten ihn nur oberflächlich an der Blasenaußenseite mit zwei Catgutnähten. Diese von CALVI im Tierversuch erprobte Operation wurde später von BOEMINGHAUS erneut empfohlen.

Die dritte Methode unter Bildung eines Blasenlappens wurde erstmals von CASATI BOARI 1894, später von SPIESS, JOHNSON und WILSON und von BARNES im Tierversuch durchgeführt. Auch DEMEL erkannte das Prinzip der Annäherung der Blase an den Harnleiter und bildete am Hund aus dem Blasenscheitel eine hornartige Verlängerung. NYSTRÖM (1917), von MEZÖ (1919), BAIDIN (1930), OCKERBLAD (1939), ferner COUGHLAN (ein Fall), CONGER (zwei Fälle) und FLOCKS führten nach diesem Grundprinzip die ersten erfolgreichen Operationen am Menschen durch. Schließlich griff Küss (1951) die Methode von BOARI wieder auf und verhalf ihr auf Grund seiner guten Ergebnisse in modifizierter Form zu weitgehender Verbreitung. MAY, PETKOVIĆ und DEUTICKE konnten an Hand eines umfangreichen Krankengutes die Brauchbarkeit des Verfahrens bestätigen.

DODSON verweist 1946 darauf, daß die Technik der Ureterocystoneostomie, obwohl sie durch nunmehr 67 Jahre praktiziert wird, noch immer zu keinem absolut sicheren Verfahren geworden ist. Auf Grund der einschlägigen Literatur und persönlicher Erfahrung gewannen wir den Eindruck, daß weniger das Verfahren, als die Anpassung desselben an die jeweilige Situation und die Einhaltung einiger weniger Grundprinzipien wie: Spannungslosigkeit der Anastomose, Wahl des richtigen Operationszeitpunktes, Beherrschung der Infektion, den Erfolg verbürgt. Eine Gegenüberstellung der einzelnen Methoden hinsichtlich der Spätergebnisse ist schwierig, da z. B. die Ausgangssituation bei einem zufällig während einer Uterusexstirpation durchtrennten Harnleiter und die der Wieder-

Tabelle 3. *Wiedereinpflanzung des Harnleiters in die Harnblase. Historische Entwicklung*

1893   VAN HOOK
       Blasenlappenplastik an der Leiche

1894   NOVARO, VEIT, CHAPUT
       Führen unabhängig voneinander die Wiedereinpflanzung des Harnleiters in die Blase durch

1894   CASATI BOARI
       Blasenlappenplastik am Hund

1896   WITZEL
       Ureterreimplantation in die Harnblase am Menschen mit Schrägkanalbildung

1905   SAMPSON
       Führt eine feste Verankerung zwischen Harnleiter und Blase durch. Das Verfahren wird später von ALBARRAN, BURNS, DODSON und PATTON wieder aufgegriffen. (Bis zum Jahre 1909 sind nach einer Zusammenstellung von GARRÉ 30 verschiedene Harnleiterreimplantationsverfahren bekannt.)

1912   J. SCHMIDT
       Führt die Blasenlappenplastik am Tier durch

1917   NYSTRÖM
       Führt die Blasenlappenplastik am Menschen mit negativem Erfolg aus

1918   FURNESS und YOUNG
       Lassen den Harnleiter ein Stück frei in die Blase hineinragen. Später im Tierversuch von CALVI überprüft und von BOEMINGHAUS neuerlich empfohlen

1919   VON MEZÖ
       Empfiehlt die plastische, schlauchförmige Verlängerung der Blase durch quere Incision

1923   DEMEL
       Führt nach dem Vorschlag von MEZÖ die Operation am Hund durch

1930   BAIDIN
       Führt die Operation von MEZÖ erstmals mit Erfolg am Menschen durch.

1933   SPIESS, JOHNSON, WILSON
       Überprüfen im Tierexperiment die Blasenlappenplastik

1939   OCKERBLAD
       Führt die Blasenlappenplastik erstmals am Menschen durch. Bericht über Einzelfälle später von BURNS, CONGER, CAUGHLAN, O'HEERON, FLOCKS und PETKOVIĆ

1951   KÜSS
       Greift die Blasenlappenplastik neuerlich auf und verhilft ihr in der Klinik zum Durchbruch

---

herstellungsoperation nach Radikaloperation, Bestrahlung und sekundärer Stenose zu große Unterschiede aufweist. Finden sich bei einer Zusammenstellung von BOVEE aus dem Jahre 1900 unter 80 von 69 Chirurgen ausgeführte Ureterocystoneostomien 69mal „gute Ergebnisse", so verweist DODSON mit Recht auf die noch ungenauen Nachuntersuchungsmethoden sowie auf die Tatsache, daß das „Trockenwerden" der Patienten nicht gleichbedeutend mit der Erhaltung der Nierenfunktion ist.

Mitteilungen über Spätergebnisse sind daher nur insofern verwertbar, soweit sie sich auf die drei Erfolgskriterien; Nierenfunktion, Harnabflußverhältnisse und Harninfektion beziehen. Es sei hier darauf verwiesen, daß die Besserung der Nierenfunktion und das Abklingen der Harninfektion in direktem Verhältnis zu der wiederhergestellten freien Harnpassage stehen. Demnach würde die Rückbildung einer bereits vorhandenen Hydronephrose und der sterile Harn bei postoperativen Kontrollen über 3 Jahre als ideales Ergebnis anzusehen sein. Dieses Ergebnis kann bei tangentialen Uretervaginalfisteln mit nur geringer zusätzlicher Stenosierung erreicht werden, wenn die Wiederherstellungsoperation innerhalb der nächsten 4 bis 6 Wochen durchgeführt wird (PETKOVIĆ).

Demgegenüber erscheint ein Ergebnis als befriedigend, wenn z. B. bei einer spät entdeckten Harnleiterstenose mit Hydronephrose und Pyelonephritis, die noch vorhandene Nierenfunktion durch die Plastik erhalten werden kann und die Harninfektion durch eine gleichzeitige Langzeittherapie gebessert wird. Weder die Blaufunktion noch die Tatsache, daß die Patienten auf kurz oder lang trocken werden, können als Erfolgskriterien gewertet werden. Die Anzahl der kritischen Nachuntersuchungen, die dem Ergebnis der Wiederherstellungsoperation nach radikalen gynäkologischen Operationen gewidmet sind, ist gering. (Nach einer Zusammenstellung von Küss fanden sich bei 175 Fällen 139mal gute Ergebnisse entsprechend 79%.)

Zugangswege

Dem transperitonealen Zugang durch mediane Unterbauchlaparatomie in der alten Narbe steht der extraperitoneale mittels pararectalem oder nach oben verlängertem parainguinalen Schnitt gegenüber (DEUTICKE, RIEF). Im Anschluß an die Radikaloperation oder im bestrahlten Gebiet gelten als Vorteile des transperitonealen Zugangs:

1. Das leichte Auffinden und Identifizieren des hinsichtlich seiner Topik und makroskopischen Beschaffenheit (Stauung, Wandverdickung usw.) veränderten Harnleiters.

2. Die bessere Übersicht und Beurteilung der Verhältnisse im kleinen Becken (Lokalrezidiv usw.).

3. Die eventuell notwendige Änderung des ursprünglichen Operationsplanes z. B. infolge einer ungewöhnlich hoch hinaufreichenden Stenose oder eines Lokalrezidivs und die Miteinbeziehung ausgeschalteter Darmanteile zum Ersatz des distalen Harnleiters.

4. Die bessere Übersicht erleichtert die Schnittführung bei der Auswahl des Blasenlappens.

5. Die Gefahr, bei der Präparation altes infiziertes Fistelgebiet zu eröffnen, ist geringer.

6. Es besteht die Möglichkeit, beiderseitige Fisteln oder Stenosen in einer Sitzung zu operieren.

Den aufgezählten Vorteilen stehen die erleichterte Extraperitonealisierung und Drainage der Ureteranastomose bei extraperitonealem Zugang gegenüber, desgleichen die Ansicht, der Operationsschock sei bei letzterem Vorgehen geringer. Während über die Drainage noch später gesprochen wird, sollte der Operationsschock nicht überschätzt werden. Die plastischen Operationen am distalen Harnleiter sind keine dringenden notfallchirurgischen Maßnahmen und der präoperative Allgemeinzustand der Patientinnen sollte nach entsprechender Vorbereitung eine Laparatomie zulassen.

Aus den genannten Gründen wird der transperitoneale Zugang nach Radikaloperation oder Bestrahlung im allgemeinen bevorzugt. Hingegen sind bei Harnleiterscheidenfisteln, die im Anschluß an nicht erweiterte abdominale oder vaginale Uterusexstirpationen auftreten, beide genannten Zugangswege einander ebenbürtig.

Vom Fistel- oder Stenosegebiet ausgehende lokale Entzündungen des retroperitonealen Bindegewebes können zu Lageveränderungen des Harnleiters führen und die Auffindung erschweren. Im allgemeinen erfolgt im Gebiet der Gefäßkreuzungsstelle und proximal davon die Verziehung des Harnleiters nach medial, distal der Gefäßkreuzungsstelle dagegen nach lateral gegen die Beckenwand zu. Sicherster Ort der Auffindung ist daher nach Spaltung des parietalen Peritonealblattes die Gegend der Gefäßkreuzungsstelle. Die entzündlichen Veränderungen enden im allgemeinen zwei bis drei Querfinger distal dieser, wodurch die Gefahr der Eröffnung des ehemaligen infizierten Wundgebietes bei diesem Vorgehen nicht gegeben ist. Bei der Präparation des Harnleiters nach distal verbleibt dieser im Zusammenhang mit seinen Bindegewebshüllen. Die meist 2 bis 4 cm distal der Kreuzungsstelle anzutreffenden überaus harten Schwielen umklammern den Harnleiter, ohne jedoch eine Verbindung mit der Ureterwand selbst einzugehen. Eine Trennung zwischen Harnleiterwand und periureteralen Schwielen ist daher prinzipiell möglich und verleitet besonders bei den ersten derartigen Operationen dazu, die Präparation möglichst weit nach distal hin fortzusetzen. Anhaltspunkte für die Grenze zwischen gut ernährter und durch die periureterale Kompression schwielig veränderter Harnleiterwand ergeben sich aus dem abrupten Ende des zarten Ureterbindegewebes bzw. den bis dahin gut sichtbaren Ureterwandgefäßen, ferner aus der Wandverdickung und Lumenveränderung des Harnleiters selbst. An dieser Stelle erfolgt die Durchtrennung des Harnleiters; sie liegt mit Sicherheit proximal des Fistelgebietes, dessen periureterale Veränderungen immer um einige

Zentimeter höher nach oben reichen als es der röntgenologische Befund vermuten läßt. Verwechslungen zwischen dem Harnleiter und der strangförmigen, teilweise thrombosierten Vena ovarica sind vereinzelt in der Literatur beschrieben. So berichtet DEUTICKE über einen derartigen Fall, bei welchem irrtümlich eine Verbindung zwischen Vena ovarica und Boarilappen hergestellt wurde. Durch Revision innerhalb von 24 Std konnte der Irrtum bestätigt und durch nunmehrige Harnleiter-Blasenlappen-Anastomose beseitigt werden.

Ausgedehnte retroperitoneale Veränderungen können Harnleiter und Gefäße in zentimeterdicke Schwarten einmauern. Trotzdem werden Gefäßverletzungen selten beschrieben. Im eigenen Krankengut fanden sich zwei Fälle, die beide durch Naht versorgt werden konnten.

Wiedereinpflanzungsoperationen

Der ursprüngliche Pessimismus (GOUVERNEUR fand in seiner Zusammenstellung 1939 unter 156 Harnleiterimplantationen nur zwei gute Ergebnisse) wich in den letzten Jahren dem Gegenteil und die Anzahl der neuen Methoden und technischen Verbesserungen ist nur schwer zu überblicken. Trotzdem können aus den verschiedenen konstruktiven Vorschlägen für die Ureterocystoneostomie folgende einfache Grundprinzipien abgeleitet werden:

1. Einpflanzung des gut ernährten Harnleiters, dessen Wandschichten weder durch Kompression noch durch Entzündung verändert sind.

2. Spannungslose Implantation, gegebenenfalls unter Benützung eines gestielten Blasenlappens. Dieser soll dem Harnleiter — und nicht umgekehrt — entgegengebracht werden, wobei der Fixation des zu einem Rohr geformten Lappens an der Beckenwand entscheidende Bedeutung zukommt.

3. Die Anastomose zwischen Harnleiter und Blase soll möglichst einfach, sicher und unter Sicht geschehen.

4. Schienung des Harnleiters. Das aus einem weichen, geschmeidigen Kunststoff bestehende Schienungsröhrchen muß das Vorbeifließen des Harnes auch neben dem Splint ermöglichen

An dieser Stelle ist noch ein Wort über die zahlreiche Modifikation der Ureterocystoneostomie hinzuzufügen. Sofern es sich um Nippel- oder Schrägkanalbildungen handelt, dienen sie der Refluxprophylaxe und finden in erster Linie in der pädiatrischen Urologie Anwendung, obwohl auch hier die Ergebnisse nur zum Teil überzeugen können (LANDAU). Mit DEUTICKE und LANDAU sind wir der Meinung, daß der eventuellen Entstehung eines postoperativen Refluxes beim Erwachsenen geringere Bedeutung zukommt, als dies beim Kind der Fall ist. Noch am sichersten hinsichtlich des Refluxes gilt in dieser Hinsicht die Plastik nach BOARI. Dies veranlaßte eine Reihe von Autoren (MAY) ebenso wie uns dazu, der

Plastik immer häufiger den Vorrang zu geben. Es hat den Anschein, als
würde dem zu einem Rohr geformten Blasenanteil beim Anstieg des
Blasendruckes eine sphincterähnliche Wirkung zukommen, wodurch

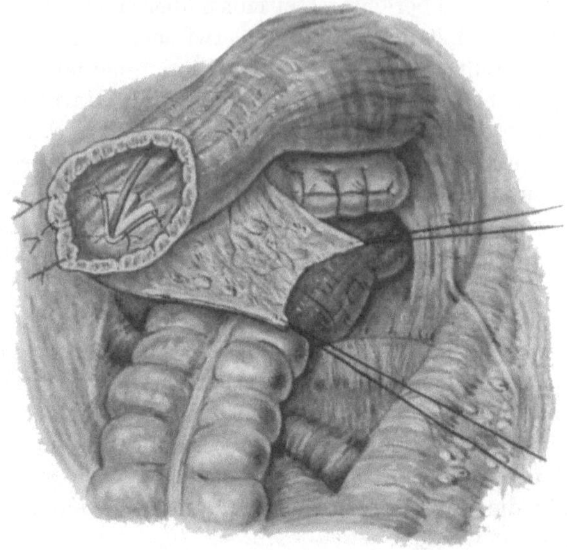

Abb. 3, 4, 5. Die Wiederherstellungsoperationen des distalen Harnleiters

Abb. 3. Die Wiedereinpflanzung des Harnleiters in die Harnblase auf transperitonealem Weg. Das der
Blasenhinterwand anhaftende Peritonealblatt wurde abpräpariert und der so gebildete Lappen mit
Fäden angeschlungen. Die Blase wurde am Übergang vom Blasenscheitel zum Blasenfundus breit
eröffnet und mittels Chromcatgutnähten an der seitlichen Beckenwand fixiert. Sie erscheint daher
schlauchförmig verzogen. Der proximale Harnleiterstumpf wurde auf eine Länge von 1 cm geschlitzt,
die Blasenwand stumpf durchstoßen und der Harnleiter mit der Blasenschleimhaut durch atraumatische Chromcatgutnähte vereinigt. Der im Harnleiter liegende Splint wird durch die Urethra herausgeleitet

ein Zurückfließen des Harnes in den Harnleiter bis zu einem gewissen
Grade verhindert wird.

Ureterocystoneostomie

Nach Durchtrennung des Harnleiters im gut ernährten Gebiet wird
der prävesicale Raum dargestellt, und die Bindegewebsverbindungen
zwischen Blase und seitlicher Beckenwand werden auf der Seite der
Implantation durchtrennt. An dieser Stelle stets anzutreffende Äste der
Art. ves. sup. können ohne Schaden ligiert werden. Die weitere Ernährung
ist auch nach Unterbindung der Art. ves. inf. oder hypogastrica durch
Gefäßanastomosen von der Urethra her gesichert. Die Mobilisation erfolgt
soweit, daß eine Fixation des als Implantationsort ausersehenen Blasenanteils in unmittelbarer Nachbarschaft des Harnleiterstumpfes möglich
ist. Die Fixation der Blasenwand wird mit kräftigen, den muskulären

Blasenwandanteil fassenden Catgutnähten am parietalen Peritonealblatt
an einer gefäßfreien Stelle ausgeführt. Die Blase wird nunmehr am
Scheitel durch einen nicht zu kleinen Schnitt eröffnet und von innen
nach außen an der Stelle der vorgesehenen Neostomie mit einer zarten
Klemme oder Steinzange durchstoßen. Wenn möglich, wird die neue
Öffnung an einem dem Blasenboden nahe gelegenen Punkt erfolgen.
Diesem Umstand kommt jedoch geringere Bedeutung zu als der Tatsache,
daß die nun folgende Anastomose tatsächlich ohne jede Spannung

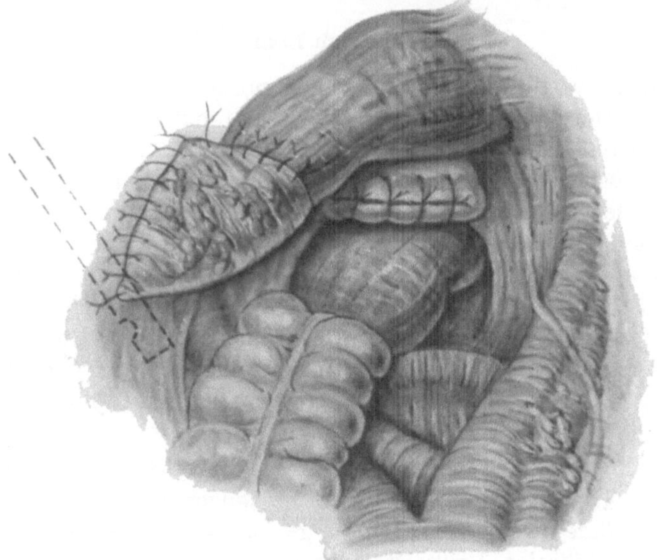

Abb. 4. Die Blase wurde durch atraumatische extramuköse Chromcatgutnähte Stärke 000 verschlossen. DerPeritoneallappen wird zur zusätzlichen Deckung über die Cystostomiewunde gelegt und mittels
Catgutnähten fixiert. Ein extraperitoneal herausgeleitetes Drain dient als zusätzliche Sicherung der
Anastomose

möglich ist. Erfahrungsgemäß ist es besser, die neue Durchtrittsstelle der
Länge des Ureters anzupassen, als eine Anastomose unter Spannung auszuführen. Der an seinem Ende auf einer Strecke von 1 cm geschlitzte
Harnleiter wird mittels eines weichen, mehrfach gelochten Polyvenyl-
röhrchens Char. 6 bis 8 geschient, wobei das Röhrchen auf eine Strecke
von 7 bis 12 cm in den Harnleiter nach proximal hinaufreichen sollte.
Der Harnleiter wird mit 3 bis 4 feinen Catgutnähten der Stärke 000 an
der Blasenschleimhaut fixiert und die Blase geschlossen. Zwei feine
Nähte zwischen Blasenwand und Harnleiteradventitia dienen der zusätzlichen Verankerung. Das Schienungsröhrchen wird an einen vor
der Operation in die Blase eingelegten Ureterenkatheter angebunden und
durch die Urethra herausgeleitet. In der Blase verbleibt ein Kasper-

katheter Char. 22. Die Blase wird durch Einzelnähte (möglichst extra-
mucös) verschlossen. Ein Kunststoffdrain verbleibt prävesical.

Die angegebene Methode hat den Vorteil der sicheren Verankerung
des Harnleiters durch einfache direkte Schleimhaut-Schleimhautanasto-
mose. Wir haben in den letzten Jahren diese Methode in nahezu 70 Fällen
mit Erfog angewandt und auf Grund der Einfachheit und Sicherheit allen
anderen kompliziertere Verfahren, die eine Nippel- oder Schrägkanalbildung anstreben, vorgezogen.

Plastik nach Boari

Die Plastik wird in allen jenen Fällen zur Anwendung kommen, bei
denen nach Durchtrennung des Harnleiters proximal des Fistel- oder
Stenosegebietes eine Distanz von mehr als 5 cm zu überbrücken ist.
Diese Distanzangabe ist nur ein ungefährer Anhaltspunkt, und es ist
notwendig, den besonderen Gegebenheiten Rechnung zu tragen. So kann
eine abgelaufene Pancystitis mit dicker Blasenwand und Kapazitäts-
verringerung der schwer mobilisierbaren Blase auch schon bei kleineren
zu überbrückenden Distanzen eine Verlängerung durch einen Blasenlappen erforderlich machen. Im Zweifelsfalle sollte die Entscheidung
prinzipiell zugunsten des Blasenlappens ausfallen, um so mehr, als diese
Methode bei Entzündungen der Blasenwand den Vorteil der relativen
Refluxsicherheit bietet.

Der Bildung des Blasenlappens geht eine sorgfältige Präparation des
prävesicalen Raumes voran. Besonders bei längeren Harnleiterdefekten
sollten die bindegewebigen Verbindungen zwischen Blasenvorderwand
und vesicoumbilicaler Leitplatte durch stumpfes Abschieben gelöst
werden. Im Vergleich zur Ureterocystoneostomie erfolgt die seitliche
Mobilisation der Blase und Darstellung des prävesicalen Raumes wesentlich ausgiebiger.

Die Eröffnung der Blase wird von einer Stelle aus vorgenommen, die
eine möglichst große Lappenbildung zuläßt, da die Dehnbarkeit des
Lappens von der Blasenwandstärke abhängt und erst nach Eröffnung
der Blase beurteilt werden kann. Der beste Punkt, der in der weiteren
Folge sämtliche Möglichkeiten der Blasenlappenbildung offen läßt, liegt
an der Blasenhinterwand. Die Eröffnung sollte durch eine schräge Incision
erfolgen. Bei der Lappenbildung ist zu beachten, daß der Lappen, nach-
dem er zugeschnitten ist, immer um gut ein Drittel kleiner ist, als vor
seiner Fertigstellung; ferner, daß er jederzeit gekürzt und verschmälert,
aber niemals mehr ohne Spannung verlängert werden kann. Zuletzt aber
auch noch, daß jede auch noch so große Öffnung der Blase leicht zu verschließen ist und die Gefahr der Ernährungsstörung für den Lappen auch dann
nicht besteht, wenn größere Seitenäste der Art. ves. sup. inf. durchtrennt

werden müssen. Der Schnitt wird nach der gegenüberliegenden Blasenseite in Richtung Symphyse verlängert, der entstandene Zipfel hochgehoben und die Blasenwand hinsichtlich ihrer Dicke und Elastizität beurteilt. Die weitere Schnittführung erfolgt parallel zum Schambein. Durch

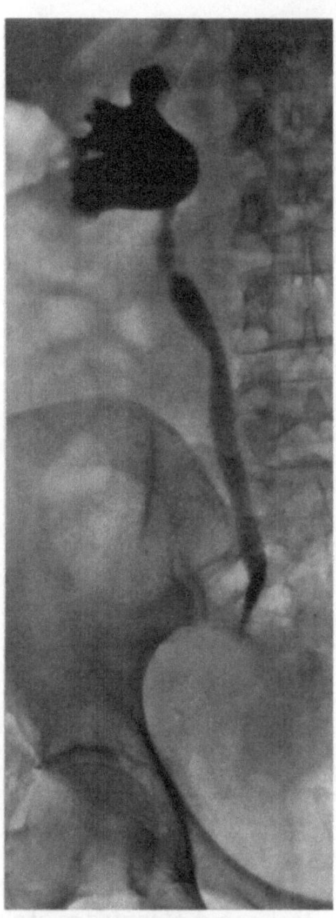

Rö.-Abb. 21. Strahlenspätstenose rechts. Zustand nach Operation und Nachbestrahlung eines retroperitonealen Fibrosarcoms. Ureterstenose oberhalb der Gefäßkreuzungsstelle rechts

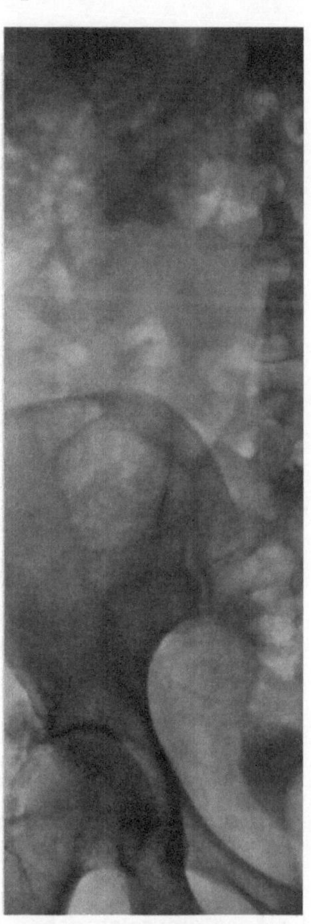

Rö.-Abb. 22. Ausscheidungsurogramm derselben Patientin 11 Monate nach transperitonealer Boari Plastik rechts

seitliches Einschneiden des Lappens wird dieser „tailliert" und so beliebig verlängert. Bei der Fixation am parietalen Peritonealblatt muß der Lappen in unmittelbare proximale Nachbarschaft des Harnleiterstumpfes gebracht werden, so daß eine völlig spannungslose Einpflanzung möglich ist. Bei langen zu überbrückenden Defekten wird es daher mitunter notwendig sein, den Lappen unter einer gewissen Spannung zu fixieren, um ihn so dem Harnleiter entgegenzubringen. Dies kann nur geschehen, wenn die retroperitoneale Verankerung suffizient und der Lappen breit genug ist, um später eine spannungslose Vereinigung der Ränder zu einem Rohr zu gestatten.

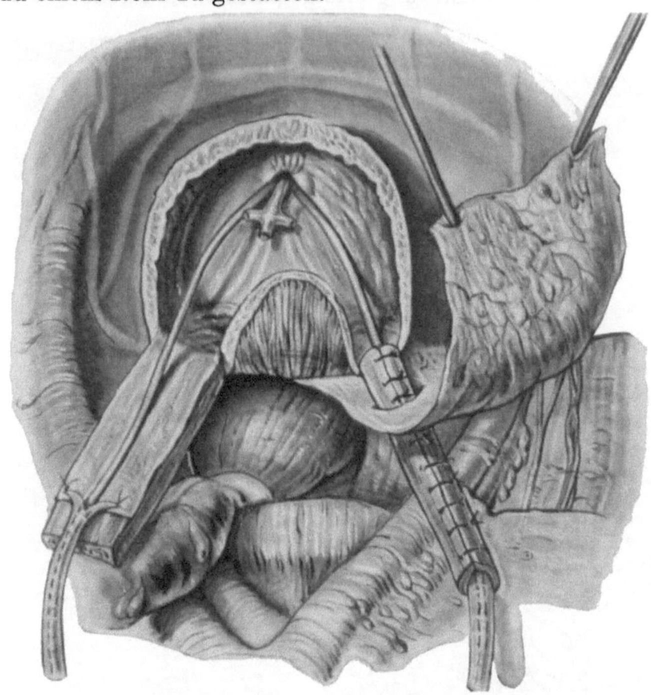

Abb. 5. Ersatz beider distaler Harnleiter nach der Methode von BOARI auf transperitonealem Weg. Der linke Harnleiter ist in beschriebener Weise an den Boari-Lappen fixiert worden. Auf der rechten Seite wurde der Lappen bereits zu einem Rohr geformt. Da der entstandene Substanzverlust der Blase einen Verschluß durch Naht nicht erlaubt, erfolgt die Deckung durch einen aus der Fossa iliaca stammenden gestielten Peritoneallappen. Sowohl die Anastomose zwischen Harnleiter und Boari-Rohr als auch die Nahtreihe zwischen Blase und Peritoneallappen verbleiben intraperitoneal und werden zum Abschluß durch ein Penrosedrain noch gesichert

Für die Anastomose zwischen Boari-Rohr und Harnleiter stehen eine Reihe von Methoden zur Verfügung.

Zu den wichtigsten zählen:

1. Die End-zu-End-Anastomose.

2. Die Implantation des Harnleiters in das Boari-Rohr.

An diesem neuralgischen Punkt der Operation erweist es sich als notwendig, das Implantationsverfahren dem Verhältnis Harnleiter-kaliber: Lappenbreite anzupassen.

So empfiehlt es sich bei stark dilatiertem Harnleiter eine End-zu-End-Anastomose zwischen Lappen und Harnleiter vorzunehmen, während umgekehrt bei zartem, nicht erweitertem Ureter und genügend langem

Blasenlappen die Implantation des geschlitzten Harnleiters in den Blasenlappen selbst vorteilhaft ist. Im Zweifelsfall gebührt der zuletzt erwähnten Methode der Vorrang, sofern dies unter absoluter Spannungslosigkeit möglich ist. Durch die Entfernung eines 1 cm breiten Schleimhautstreifens von der Innenseite des Boari-Lappens wird der spätere Muff etwas wandschwächer und läßt sich leichter schließen. Der Harnleiter, dessen Ende geschlitzt wurde, läßt sich leicht mittels zweier feinster Catgutnähte Stärke 000 an der Lappeninnenseite fixieren. Die Schienung erfolgt gleich wie bei der Implantation in die Blase mittels eines weichen Kunststoffröhrchens Char. 6 bis 8, welches mehrfach gelocht auf eine Strecke von 10 cm in den Harnleiter eingeführt und durch die Urethra herausgeleitet wird. Das Kaliber des Röhrchens ist dünner zu wählen als dies dem Harnleiterlumen entspricht, da dem Splint die Funktion der Schiene, nicht aber die der suffizienten Harnableitung zugedacht ist. Zu starre bzw. dickkalibrige Schienungsröhrchen können durch Druck zur Ödembildung im Bereiche des Harnleiters bzw. an der Anastomosestelle führen. Zum Unterschied von WEINBERG und HAMM, die jede Schienung für schlecht halten, konnten wir in diesem Vorgehen keinen Nachteil sehen. Der Verschluß des Blasenlappens zu einem Rohr erfolgt mittels extramukösen atraumatischen feinen Chromcatgutnähten (000). Der Harnleiter wird zusätzlich durch drei feinste Adventitia-Catgutnähte am Blasenlappen fixiert. Erfolgt die Anastomose End-zu-End, so führen wir eine direkte Muko-Muköse-Anastomose durch. Die Blasenwunde wird danach durch die kräftigen extramukös gelegten Catgutnähte verschlossen. Im Anschluß an die durchgeführte Plastik kann bei transperitonealem Zugang die Extraperitonealisierung von Boari-Rohr und Anastomose Schwierigkeiten bereiten. Während auf der linken Seite die Deckung mit Hilfe des Sigmas möglich ist, kann man mitunter gezwungen sein, auf der rechten Seite die Anastomose intraperitoneal zu belassen. Rasch eintretende Verklebungen verhindern das Austreten von Harn in die freie Bauchhöhle. Wir konnten bei diesem Vorgehen niemals Komplikationen beobachten. Es empfiehlt sich, sicherheitshalber ein Penrosedrain (in diesem Fall intraperitoneal) in die Nähe der Anastomose zu legen und für 6 Tage zu belassen. Dies ist günstiger, als eine erzwungene Extraperitonealisierung mit Hilfe des von der Blase abpräparierten parietalen Peritonealblattes, welches segelförmig über die Plastik gespannt werden kann. Nur bei unsicherer Naht oder Spannung ist dies gerechtfertigt, obwohl hier von vornherein die Aussichten für das Gelingen der Plastik vermindert sind oder fehlen. Das Gleiche gilt für die forcierten Extraperitonealisierungsversuche mit Verschiebelappen aus dem dorsalen Peritoneum, welches durch die vorausgegangenen Operationen schwielig verändert und wenig elastisch sein kann und zu einer Kompression der an sich geglückten Plastik führen kann.

4*

Übesichtstabelle

(Verschiedene Wiederherstellungsoperationen am distalen Harnleiter bei rezidivfreien Patientinnen nach Wertheimscher Radikaloperation. Spätergebnisse, mindestens 3 Jahre nach durchgeführter Wiederherstellungsoperation)

Technik	Anzahl der Fälle	Anzahl der Fälle mit gutem Spätergebnis	Summe der Mißerfolge: neuerliche Stenose bzw. Nephrektomie	Todesfälle
Harnleiterreimplantation (extraperitoneal einseitig)	3	2	1	0
Harnleiterreimplantation (transperitoneal einseitig)	12	8	4	0
Plastik nach BOARI (extraperitoneal einseitig)	9	5	4	0
Plastik nach BOARI (transperitoneal einseitig)	13	13	0	0
Harnleiterreimplantation (transperitoneal beidseitig)	2	1	0	0
Plastik nach BOARI .... (transperitoneal einseitig, gleichzeitig Harnleiterreimplantation der anderen Seite)	4	3	1	0
	43	32	10	0

(Zusätzlich wurde bei 12 Patientinnen mit Lokalrezidiv die Harnleiterreim-
plantation bzw. Plastik nach BOARI durchgeführt. Nur drei Patientinnen verließen
die Klinik in relativ gutem Allgemeinzustand, während neun an den unmittelbaren
Operationsfolgen bzw. infolge Kachexie ad exitum kamen.)

Vorgehen bei beiderseitiger Ureterstenose

Bei beidseitigen Fisteln oder Stenosen richtet sich die Auswahl des
Operationsverfahrens nach dem Allgemeinzustand der Patienten und der
Nierenfunktion, wobei es wesentlich ist, ob ein komplettes oder inkom-
plettes Harnabflußhindernis vorliegt. Mitentscheidend ist die Frage, ob
ein Rezidiv die Ursache des Harnabflußhindernisses ist.

Im günstigsten Fall der beidseitigen Fistelbildung ohne Nierenstau-
ung und bei normaler Blasenkapazität ist der einzeitigen, beidseitigen
Wiederherstellungsoperation nach BOARI der Vorzug zu geben. Die
Operation wird transperitoneal durchgeführt und zeigt hinsichtlich der
Technik keinen Unterschied gegenüber der bereits beschriebenen
Methode.

Bei Zeichen der Stauung und herabgesetzter Nierenfunktion ist die
vorbereitende Nephrostomie vorteilhaft. Bei diesen Fällen empfiehlt es
sich, die stärker gestaute Niere mit eingeschränkter Funktion zuerst zu

nephrostomieren, die Entlastungsreaktion und funktionelle Besserung dieser Seite abzuwarten und sodann die besser funktionierende Seite nach BOARI zu operieren. Nach Ablauf von 3 Monaten wird die nephrostomierte Seite ebenfalls nach BOARI operiert und zuletzt die Nephrostomie aufgelassen.

Durch Eingriffe in mehreren Sitzungen sind bei dem genannten Vorgehen gute Ergebnisse zu erwarten. Anders ist die Indikationsstellung bei Verdacht auf ein vorhandenes Rezidiv. Fälle, bei denen eine Operation des Rezidivs nicht vorgesehen ist (Exenteratio pelvis) oder eine therapeutische Nachbestrahlung nicht beabsichtigt wird bzw. nicht vorgenommen werden kann, soll die palliative Wiederherstellungsoperation den Patientinnen die letzten Lebensmonate in ihrer Familie ohne besondere spezialärztliche Pflege ermöglichen. In dem Kapitel Indikationsstellung wurde darauf hingewiesen, daß Wiederherstellungsoperationen bei vorhandenem Rezidiv einen großen, schweren, mit einer hohen Mortalität behafteten Eingriff darstellen. Eine Verteilung der Eingriffe auf mehrere Sitzungen kommt aus den bereits erwähnten Gründen nicht in Frage. Die Operation als solche ist problematisch, kann aber im Falle des Gelingens einen kaum mehr erhofften Zustand der Heilung vortäuschen und daher im letzten Stadium des Grundleidens besonders wertvoll sein.

Technisch können schon durch die lokalen Metastasen erhebliche Schwierigkeiten auftreten. Nach Ureterdarstellung und Bildung der Blasenlappen, die in diesen Fällen besonders groß sein müssen, können — insbesondere im bestrahlten Gebiet — große Blasenwanddefekte entstehen, deren Vereinigung durch Naht nicht mehr möglich ist.

Zum Verschluß bzw. Deckung eignen sich ausgeschaltete längsgeschlitzte Darmanteile aus dem Ileum. Der Nachteil dieser Methode liegt neben der Vergrößerung und Verlängerung des Eingriffes in der weiter fortdauernden Schleimproduktion der ausgeschalteten Darmanteile sowie der Schrumpfungstendenz an der Anastomose zwischen Darmanteil und Blase.

Fistelbildungen komplizieren mitunter den postoperativen Krankheitsverlauf und stellen damit den Sinn der Operation in Frage.

Die angeführten Mängel veranlaßten uns, nach entsprechenden Tierversuchen an Stelle von ausgeschalteten Darmanteilen, gestielte Peritonallappen zur Deckung der Blasenwanddefekte zu verwenden. Die Operation wird durch dieses Vorgehen wesentlich vereinfacht. Nach Radikaloperationen wird der notwendige Lappen aus dem parietalen Peritonealblatt entnommen, gestielt und einfach auf den Defekt gesteppt, wobei die mit Serosaepithel bedeckte Seite blasenlumenwärts gerichtet ist. Die Nahtstelle verbleibt intraperitoneal (Abb. 5). Das Serosaepithel dient in der Folge der verbliebenen Blasenschleimhaut als Leitfläche und wird, wie wir in Tierversuchen zeigen konnten, in Kürze zunächst von einem einstufigen, später mehrstufigen Epithel bedeckt. Sieben auf diese Weise von uns aus verschiedener Indikation operierte Patienten zeigten einen komplikationslosen postoperativen Verlauf. Die geschilderte Methode wurde auch in einem Fall zur Anwendung gebracht, bei dem es nach Deckung eines Blasendefektes mittels ausgeschaltetem Ileumanteils zur weiterdauernden Harnsekretion aus der Wunde kam. Bei der Revision ließ sich die 5 cm im Durchmesser betragende Stelle der Nahtdehiszenz zwischen Blasenwand und ausgeschaltetem Ileumanteil mit Erfolg durch einen Peritoneallappen decken (BOEMINGHAUS).

Die geglückte Wiederherstellungsoperation im Bereiche des distalen Harnleiters schließt für längere Zeit jede Nachbestrahlung aus. Besonders bei vorhandener Harninfektion besteht in diesem Fall die Gefahr der Schrumpfung des Boari-Rohrs. Daher muß bei der Erstellung des Behandlungsplanes bedacht werden, daß eine geglückte Plastik für längere Zeit die weitere Strahlentherapie des Grundleidens ausschließt.

Fehler und Gefahren bei der Wiederherstellungsoperation

Neben den seltenen Irrtümern bei der Harnleiteridentifizierung bzw. Gefäßverletzungen bei der Präparation, können postoperative Mißerfolge mit sekundärer Stenose und Insuffizienz der Niere auf einige wenige Phasen in der Operationstechnik zurückgeführt werden. Das Operationsrisiko ist gering, die Operation nicht sonderlich belastend und die Mortalität liegt zwischen 1 und 2%. Die Gefahren der Peritonitis und lokaler Wundabscesse sind nur dann gegeben, wenn bei vorhandenem Lokalrezidiv bzw. Drüsenmetastasen der Eingriff an stark reduzierten Patientinnen in palliativer Absicht vorgenommen wird.

Eine der Hauptursachen für Mißerfolge liegt in der zu weit nach distal reichenden Präparation des Harnleiters, wodurch einerseits infiziertes Fistelgebiet eröffnet wird, andererseits ein stark wandgeschädigter und schlecht vascularisierter Harnleiter zur Implantation gelangt. In unserem Krankengut konnten derartige Fälle gefunden werden. Der zweite Grund dürfte die unter Spannung stehende Harnleiter-Blasen-Anastomose sein. Es sei nochmals darauf hingewiesen, daß im Zweifelsfalle die Blasenverlängerungsplastik mit Hilfe eines Lappens nach BOARI den absoluten Vorrang verdient und die besten Erfolgsaussichten bietet. Zuletzt dürfte in der Verwendung zu dickwandiger, großkalibriger Schienungsröhrchen, die nur zur Sicherung der Harnableitung eingelegt werden, die Ursache für Drucknekrosen und lokale Lymphstauungen in der Harnleiterwand zu suchen sein, wodurch die sekundäre Stenosierung begünstigt wird. Der Kunststoffkatheter dient ausschließlich als Leitschiene und überbrückt an der Anastomosestelle gegebenenfalls temporär ein lokales Schleimhautödem.

Nachbehandlung operierter Patienten

Im Anschluß an die Plastik sollte man die Patienten nur einem speziell geschulten Pflegepersonal überlassen, da der Operationserfolg mit von der Funktion des Katheters bzw. des Schienungsröhrchens abhängt. Die Ableitung von Blasenkatheter, Schienungsröhrchen und Wunddrainage muß wegen der erhöhten Infektionsgefahr im geschlossenen System erfolgen. Die Blutung aus den Blasenschleimhauträndern ist mitunter beträchtlich und erfordert die ungeteilte Aufmerksamkeit des Pflegepersonals. Unter sterilen Kautelen ausgeführte Mikrospülungen des Splints mit 20 cm³ Spritzen unter geringem Stempeldruck halten die Harnableitung in Gang. Der postoperativen Wiederaufnahme der Darmtätigkeit ist besondere Beachtung zu schenken. Die Patientinnen sollten nicht zu frühzeitig mobilisiert werden, keineswegs vor Entfernung des Schienungsdrains.

Die Entfernung des Schienungsröhrchens wiederum sollte nicht nach starren Regeln, sondern in Abhängigkeit von den bei der Operation gefundenen Gegebenheiten und dem weiteren postoperativen Verlauf erfolgen. Bei Vorliegen einer Harninfektion, Schwierigkeiten bei der Anastomose und vorausgegangener Bestrahlung müssen diese Faktoren berücksichtigt werden. In diesen Fällen sollte das Schienungsdrain 3, gegebenenfalls auch 4 Wochen belassen werden. Bei unkompliziertem postoperativen Verlauf wird es am 10. Tag entfernt und die Patientinnen können aufstehen. Bei primär verheilter Wunde kann der Dauerkatheter am 14. bis 18. postoperativen Tag entfernt werden. Das Wunddrain wird ab dem 6. Tag schrittweise gekürzt. Zu den häufigsten Komplikationen in der postoperativen Periode zählt die Harnsekretion aus der Wunddrainage. Diese ist bedeutungslos, stammt meistens aus der Nahtstelle der Blase und ist auf eine nicht vollständige Drainage der Blase zurückzuführen. Ein Wechsel des Katheters ist nicht angezeigt, da hierdurch auch das Schienungsdrain in seiner Lage verändert werden kann. Nach Entfernung desselben kann dann der Katheter ohne Schaden gewechselt werden, worauf die Sekretion aus der Wunde meist spontan zurückgeht. Stärkere arterielle Blutungen durch den Katheter stammen aus den Blasenschleimhauträndern und können durch kleine Bluttransfusionen und Hämostyptica sowie vorsichtige kleine Blasenspülungen zum Stehen gebracht werden. Entscheidend ist es, derartige Blutungen frühzeitig zu erkennen und die Blutcoagula abzusaugen, bevor durch Blasentamponade größere Nahtdehiszenzen entstehen. Bei vollständig entleerter Blase steht die Blutung meist von selbst und viel schneller als bei einer durch Coagula überdehnten Blase.

Besonders bei Strahlenstenosen sind postoperative Temperatursteigerungen keineswegs selten und stehen mit der erhöhten Infektionsbereitschaft des bestrahlten Gebietes im Zusammenhang. Diese Patienten zeigen auch subfascial und subcutan durch die Brüchigkeit der Gefäße mit Hämatombildung Neigung zu infizierten Seromen. Genaue postoperative Wundinspektionen sind hier angezeigt und besser als ein häufiger Wechsel des Breitbandantibioticums.

Dem Verschluß der Bauchdecken ist bei röntgenbestrahlten Patientinnen besondere Sorgfalt zu widmen. In diesen Fällen sind durchgreifende Nähte zu empfehlen. Entsprechend den in diesen Fällen erschwerten Wundheilungsverhältnissen ist eine gezielte postoperative Elektrolyt- und Eiweißersatztherapie notwendig. Vor der Entlassung — in der 3. oder 4. postoperativen Woche — erfolgen nochmalige Kontrollen der Elektrolytwerte, des Blutbildes, des intravenösen Pyelogramms sowie eine Harnanalyse, wobei die letztgenannte Untersuchung mit Restharnkontrolle verbunden ist.

Es sei an dieser Stelle nochmals und mit allem Nachdruck betont, daß die laufende postoperative Kontrolle der Patientinnen erst dann endet, wenn die Harninfektion beseitigt ist, kein Restharn mehr vorhanden und das intravenöse Pyelogramm normalisiert ist.

Erst zu diesem Zeitpunkt weichen die laufenden Kontrollen den 3- bzw. 6monatigen Routinekontrollen. Eine postoperative Röntgenbestrahlung nach geglückter Wiederherstellungsoperation darf in jedem Falle erst dann begonnen werden, wenn die Patientinnen restharn- und infektionsfrei sind und keinen Anhaltspunkt für eine Behinderung des Harnabflusses zeigen. In hartnäckigen Fällen einer Harninfektion werden in Intervallen Stoßbehandlungen mittels hochdosierter Breitbandantibiotica durchgeführt.

Die angegebene Nachbehandlung ist von Erfolg, wenn die Plastik geglückt ist und freie Abflußverhältnisse vorhanden sind bzw. die Patientinnen restharnfrei sind. Bei weiterer Andauer von Harninfektion und Restharn, ohne daß letzterer bei den laufenden Kontrollen eine Tendenz zur Rückbildung zeigt, führen wir innerhalb von 6 Wochen die transurethrale Elektroresektion des inneren Blasenmundes durch.

Das erste postoperative Pyelogramm nach der durchgeführten Boari-Plastik bzw. Ureterocystoneostomie ist oftmals irreführend. Dies um so mehr, wenn Hydronephrose und Harnleiterstauung bei Fisteln ohne vollkommene Drainage längere Zeit bestanden haben und eine Harninfektion vorhanden ist.

Bei der Beurteilung dieses ersten postoperativen Pyelogrammes ist zu bedenken, daß es mitunter mehrere Monate dauert, bis sich die Erweiterungen von Nierenbecken und Harnleiter zurückbilden. Bei guter Funktion der Niere, normalem Nierenbecken und Nierenkelchen, die scharf begrenzt sind, ist eine weiterbestehende Harnleitererweiterung belanglos und als funktionelle Anpassung zu werten. Auch präoperativ normal weite Ureteren können — allerdings kurzfristig — eine postoperative Erweiterung aufweisen. Postoperativ schlanke Harnleiter, die in der Folge Stauungszeichen aufweisen bzw. eine spätere Abnahme der Nierenfunktion oder plötzlich eintretende Erweiterung des Nierenbeckens, sind suspekt für ein Lokalrezidiv oder eine sekundäre Spätstenose des Boari-Rohres. Derartige Fälle wurden von DEUTICKE und LOEBENSTEIN mitgeteilt und sind unseres Erachtens als Folge der Röntgennachbestrahlung bei noch nicht ausgeheilter bzw. wieder aufflackernder Infektion und Restharnbildung zu werten.

Es sei an dieser Stelle eindrücklich davor gewarnt, die im ersten postoperativen intravenösen Pyelogramm erkenntliche Erweiterung der Ureteren auf eine Stenose an der Stelle Übergang Ureter-Blasenlappen zurückzuführen und durch Bougierung aufdehnen zu wollen. Ein derartiges Vorgehen gefährdet die geglückte Plastik in hohem Maße durch Infektion und vermag bei tatsächlicher Stenose das schlechte Spätergebnis keinesfalls abzuwenden.

Zur Versorgung intraoperativer Harnleiterverletzungen

Zu den intraoperativen Harnleiterläsionen zählen die Verletzungen der Ureter-Bindegewebshüllen, die tangentiale Eröffnung des Harnleiterlumens, die vollständige Kontinuitätsunterbrechung und die Ligatur. Für die sofortige Versorgung derartiger Läsionen wurden eine Reihe von Verfahren angegeben:

1. Die Naht der Harnleiteradventitia mit feinstem atraumatischem Catgut.

2. Die Umhüllung des verletzten Ureteranteils mit einem Peritoneallappen oder mit Hilfe vom Netz.

3. Die Naht des tangential eröffneten oder quer durchtrennten Harnleiters unter gleichzeitiger Verwendung eines durch die Blase herausgeleiteten Ureterschienungsröhrchens.

4. Die Ureterocystoneostomie bzw. bei hohen proximalen Läsionen die Wiedereinpflanzung des Harnleiters unter Benützung eines zu einem Rohr geformten Blasenlappens nach BOARI.

Die mit den einzelnen angeführten Methoden erzielten Ergebnisse sind unterschiedlich.

So konnte Küss aus der Literatur 30 Fälle von Harnleiternaht zusammenstellen, bei denen in 70% gute Resultate erzielt wurden, während CASTRO bei insgesamt 18 Fällen nur viermal gute Spätergebnisse sah.

COPLAN, WOODS und MELVIN empfehlen die End-zu-End-Anastomose des durchtrennten Harnleiters, die jedoch von der überwiegenden Mehrzahl der Autoren abgelehnt wird (GRAHAM und COLIGHER; ENGLUND, KORDUNER, WESTIN; WEINBERG und HAMM; PETCOVIĆ; Küss). STAUBITZ u. Mitarb. fanden bei der Verwendung von Catgut als Nahtmaterial in vier Fällen gute Ergebnisse, während die Anwendung von „Silk" und gleichzeitige T-Drainage in drei weiteren Fällen zum Mißerfolg führte.

Angaben über die Art der einzelnen Operationen, bei denen die verschiedenen Verletzungsformen auftraten, sind selten, obwohl diesem

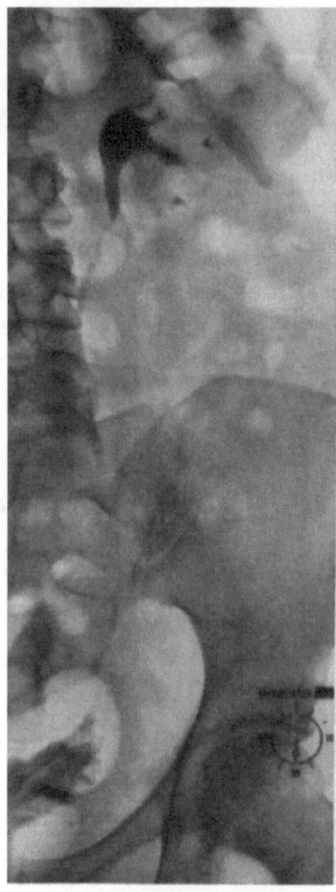

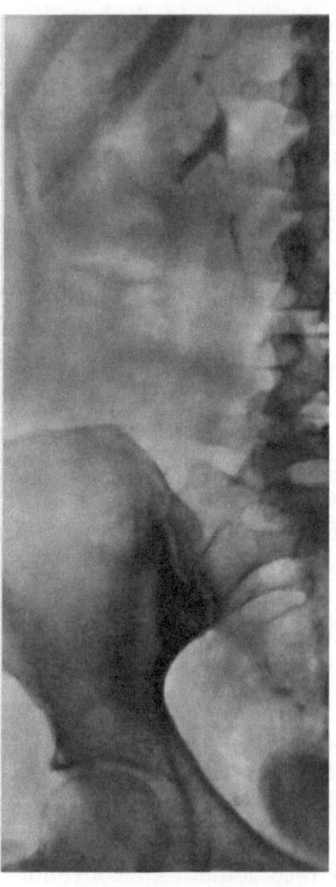

Rö.-Abb. 23. Zustand nach intraoperativer Harnleiterdurchtrennung rechts und sofortiger Harnleiterimplantation in die Blase. Unauffälliges Ausscheidungsurogramm

Rö.-Abb. 24. Zustand nach intraoperativer Harnleiterdurchtrennung in 8 cm Höhe rechts. Sofortige Wiederherstellungsoperation nach Boari. Unauffälliges postoperatives Ausscheidungsurogramm rechts

Umstand entscheidende Bedeutung zukommt. In dem Abschnitt über das pathologisch-anatomische Substrat der Ureterläsionen wurde auf die veränderte Blut- und Lymphgefäßversorgung des Harnleiters sowie die Möglichkeit der retroperitonealen Bindegewebsentzündung nach radikalen gynäkologischen Operationen im einzelnen hingewiesen. Demnach ist die Verletzung der bindegewebigen Harnleiterhüllen und die damit verbundene, wenn auch nur teilweise Unterbrechung der längsverlaufenden Harnleitergefäße im Rahmen einer Radikaloperation viel schwerwiegender, als dies bei einer einfachen Uterusexstirpation der Fall ist. Im gleichen Verhältnis sinken die Aussichten der Wiederherstellung des durchtrennten oder eröffneten Harnleiters durch Naht.

Bei sämtlichen eingangs angeführten Formen der Harnleiterverletzung ist die sofort ausgeführte Ureterocystoneostomie bzw. Plastik

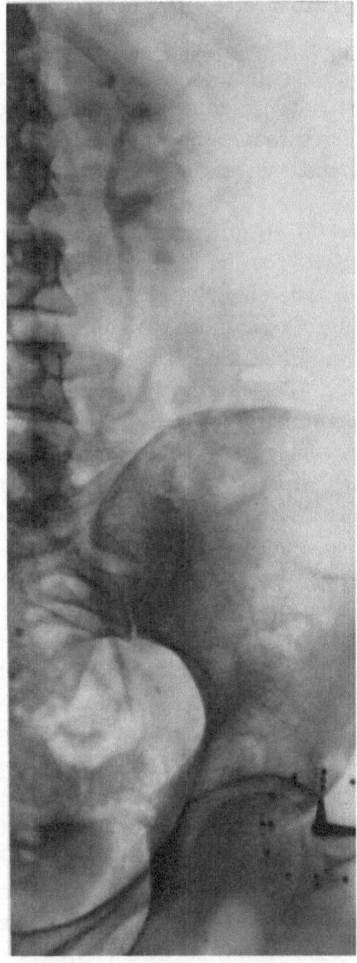

Rö.-Abb. 25. Zustand 2 Jahre nach transperitonealer Boari-Plastik links wegen Ureter-Vaginalfistel

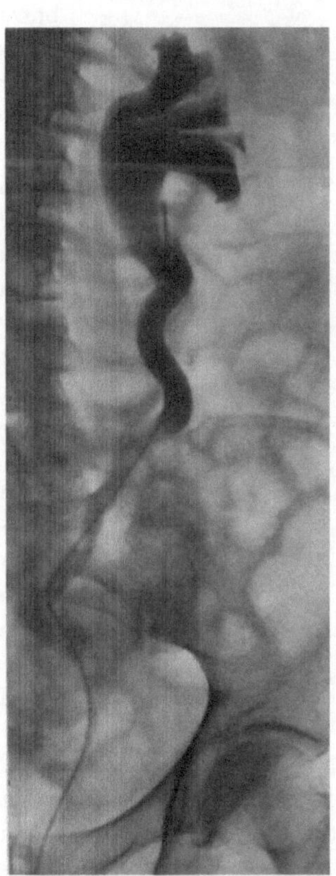

Rö.-Abb. 26. Zustand nach intraoperativer Harnleiterläsion links. Der Versuch, die tangentiale Verletzung durch Naht zu verschließen, ist mißlungen. Kontrastmittelextravasat, 3 Wochen postoperationem

nach BOARI die sicherste Methode, um einer späteren Uretervaginalfistel vorzubeugen. Die transperitoneale Wiedereinpflanzung des Harnleiters verlängert den Eingriff unwesentlich und belastet die Patienten in einem

geringeren Ausmaß als dies bei der Sekundäroperation einer Harnleiterscheidenfistel der Fall ist. Dies bezieht sich auch auf Fälle, bei denen
wegen der Ausdehnung der Harnleiterbindegewebsverletzungen Zweifel
über mögliche Sekundärkomplikationen be-
stehen.

Die Transureter - Ureterostomie

Klinische wie auch experimentelle Erfahrungen der letzten Jahre scheinen zu
beweisen, daß in entsprechend gelagerten
Einzelfällen diese Operation durchaus erfolg-
versprechend sein kann. Die Voraussetzungen sind:

1. Der vollständig vorhandene Harnleiter einer Seite (bei fehlender Nierenfunktion
z. B. hypoplastischer Niere) und hochsitzende
Stenose der Gegenseite, wobei die Höhe der
Stenose eine Plastik nach BOARI ausschließt.
In diesen Fällen kann der Harnleiter der
nicht funktionierenden Seite auf die Gegenseite hinüber verlagert und dort End-zu-End mit
dem Harnleiterrest anastomosiert werden.

2. Vollständig erhaltener Harnleiter einer
Seite, gute beidseitige Nierenfunktion und
hohe Stenose auf der Gegenseite, wobei in
diesen Fällen der verbliebene Harnleiterrest
der strikturierten oder fistelnden Seite zur
gegenüberliegenden Seite hinübergeleitet
und dort End-zu-Seit anastomosiert wird.

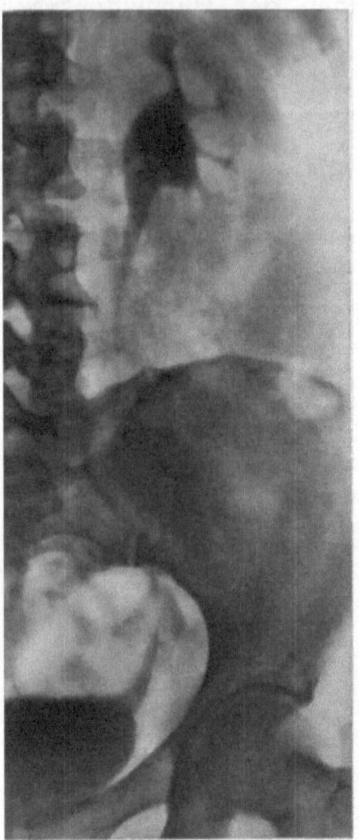

Rö.-Abb. 27. Zustand 3 Monate
nach extraperitonealer Boari-Plastik links. Unauffälliges Ausscheidungsurogramm. (Das Boarirohr
deutlich erkennbar)

Aus beiden erwähnten Möglichkeiten
geht die relativ seltene Indikationsstellung
hervor, da erstens distale Harnleiterdefekte im allgemeinen nach der
Technik von BOARI zu überbrücken sind, andererseits das Hinüber-
leiten des Harnleiters zur Gegenseite einen entsprechend langen Harnleiterstumpf verlangt, der wiederum die Möglichkeit anderer Ersatz-
operationen im allgemeinen zuläßt. Wenn überhaupt, so wird es die unter
Punkt 1 angeführte Gegebenheit sein, die Anlaß zu dieser Operation in
Konkurrenz zur Ureteroileocystoplastik geben kann.

HODGES u. Mitarb. berichteten über insgesamt 32 Fälle, in denen sie
diese Operation ausführten. In vier Fällen war ein Carcinoma Colli das
Grundleiden, welches im weiteren Verlauf zu dieser Form der Wiederherstellungsoperation Anlaß gab. In einem Fall davon handelt es sich um
Sekundärstenose nach Boari-Plastik, in drei weiteren Fällen um eine ein-

seitige Ureterstenose nach vorausgegangener Bestrahlung eines Cervix-carcinoms. Die Operation war in insgesamt 30 Fällen erfolgreich.

Die Verlagerung des Harnleiters nach der gegenüberliegenden Seite erfolgte durch einen retroperitonealen Tunnel vor der Aorta und Vena cava. Die Anastomose erfolgte entweder End-zu-End bzw. bei funktio-nierender Gegenseite am anteriomedialen Rand des Harnleiters mittels atraumatischem Chromcatgut 00000 auf eine Strecke 1,5 cm End-zu-Seit. Splints werden im allgemeinen nicht benützt.

Uretero-Ileo-Cysto-Neostomie

In dem vorausgegangenen Kapitel über die Möglichkeiten der Wieder-herstellungschirurgie des distalen Harnleiters wurde auf die Plastik nach BOARI näher eingegangen. Mit Hilfe dieser Methode können Defekte bis zu einer Strecke von 14 cm überbrückt werden. Die Indikation zum Er-satz des Harnleiters durch Ileum wird daher selbst in Fällen mit voraus-gegangener Lymphonodektomie und Nachbestrahlung um so seltener zu stellen sein, je genauer die postoperative urologische Nachkontrolle erfolgte. In der überwiegenden Zahl der Fälle können progrediente Ureterstenosen im Bereiche des distalen Harnleiterabschnittes recht-zeitig erkannt und durch einen Blasenlappen ersetzt werden, bevor noch entzündliche, fortschreitende Ureterwandveränderungen diese Möglich-keiten der Wiederherstellungsoperation infolge der Ausdehnung der retroperitonealen Veränderungen nach proximal verhindern. Die Indika-tion wird sich somit auf jene „Spätfälle" beschränken, bei denen die retroperitonealen Entzündungserscheinungen die Gefäßkreuzungsstelle überschritten haben bzw. eine vorangegangene Pancystitis die Bildung eines entsprechend langen Blasenlappens zur Überbrückung des Defektes nicht zuläßt. Zur Beurteilung der Größe dieses Eingriffes, der Mortalität sowie der Kriterien des Erfolges, bezogen auf Einzelfaktoren wie post-operativer Harntransport aus der ausgeschalteten Ileumschlinge, Elektrolytstoffwechselstörungen, (hyperchlorämische Acidose), Schleim-bildung und Infektion, reichen die bisher publizierten Fälle von Uretero-ileoplastik nach radikalen gynäkologischen Operationen oder nach Bestrahlungsläsionen nicht aus. Unter Berücksichtigung der Plastiken, die aus anderer Indikation (vorwiegend bei Tuberkulose) ausgeführt wurden, gebührt der Operation auf Grund ihrer Ergebnisse gegenüber der Ureterosigmoidostomie bzw. der endgültigen Nephrostomie oder Ureterhautfistel der Vorrang (CIBERT).

Der Harnreflux beschränkt sich im allgemeinen auf das ileale Segment und weder die Schleimbildung noch die Infektion bzw. die sehr selten zu beobachtende hyperchlorämische Acidose sind Faktoren, die gegen diese Operation sprechen (CIBERT, KÜSS u. a.). Auch röntgenkinematogra-phische Untersuchungen über die Peristaltik der zum Harnleiterersatz verwendeten Ileumschlingen und dem Abtransport von Harn aus dem Nierenbecken zeigen, daß diese Form der Wiederherstellung größerer Harnleiterabschnitte, die auf andere Weise nicht überbrückt werden können, allen anderen Methoden überlegen ist. Die Ureteroileocystoneostomie ist somit bei rezidivfreien Patienten in gutem Allgemeinzustand die letztmögliche Form der Harnableitung auf natürlichem Weg. In Fällen von einzelnen Hydronephrosen bzw. länger dauernder Harninfektion kann durch eine vorbereitende Entlastungsnephrostomie das Operationsrisiko herabgesetzt werden.

Mortalität bei Ureteroileocystoneostomie

Autor	Zahl der Fälle	Mortalität
KUNUSOKI (Zusammenstellung)	35	0
KÜSS	10	1
PROUST u. Mitarb.	10	0
CIBERT	6	0

Funktionelle Ergebnisse nach Ureteroileocystoplastik
(nach Stenose oder Fistel im Bereiche des distalen Harnleiters beim Collumcarcinom)

Autor	Fälle	gutes Ergebnis
CIBERT	5 (bds).	
MOORE, WEBER, WOODWARD	3	3
WILLAND, GOODWIN	(einseit.)	
KUNOSOKI u. Mitarb.	5	5
KÜSS	1	1
ANNIS	2	2
WELLS	10	10
MONONGUET u. CERBONNET	2	2
QUENU	1	1
FREITAS	1	1

Technik der Ureteroileocystoneostomie

Der Zugang erfolgt durch mediane Unterbauchlaparatomie. Es folgt die Spaltung des dorsalen Peritonealblattes zur Beurteilung des Punktes, an dem der Harnleiter noch frei von entzündlichen Wandveränderungen ist. Zum Ersatz zu überbrückenden Substanzverlustes wird nunmehr eine Ileumschlinge ausgewählt, deren Länge die Distanz des zu ersetzenden Harnleiteranteiles nicht überschreiten soll. Es ist hierbei wesentlich, daß die ausgewählte Ileumschlinge ohne wesentlichen Zug am Mesenterialstiel nach retroperitoneal verlagert werden kann. Bei zu kurzem Mesenterium kann durch die Durchtrennung der Serosa am Mesenterialstiel eine Verlängerung um etwa 2 bis 4 cm erreicht werden. Die Ausschaltung des ausgewählten Ileumsegmentes erfolgt, wenn möglich, 10 bis 15 cm proximal der Ileocoecalklappe. Die Wiederherstellung der Darmkontinuität erfolgt durch zweischichtige End-zu-End-Anastomose. Nach sorgfältiger Reinigung der ausgeschalteten Darmschlinge wird das orale Ende zweischichtig verschlossen. Das ausgeschaltete Darmstück wird an einer gefäßfreien Stelle des Mesocolons nach retroperitoneal verlagert und durch Nähte fixiert. Es folgt die Eröffnung der ausgeschalteten Darmschlinge 3 cm distal des verschlossenen Endes am dorsolateralen Anteil durch eine 1 bis $1^1/_2$ cm lange Incision. Der ovalär zugeschnittene

Harnleiterstumpf wird End-zu-Seit mit dem Ileum anastomosiert. Bei extrem zarten Harnleitern kann die Fixation auch mittels einer Catgutnaht nach COFFEY vorgenommen werden. Die Schienung des Harnleiters erfolgt mittels eines dünnen Kunststoffröhrchens Char. 8, welches durch die Blase herausgeleitet wird. Während auf der linken Seite die retroperitoneale Verlagerung der ausgeschalteten Ileumschlinge in isoperistaltischer Weise möglich ist, kann die Kürze des Mesenterialstiels dies auf der rechten Seite verhindern. CIBERT meint, daß weniger die Antiperistaltik als die Länge der Schlinge eine Gefahr für die Funktion der rechten Niere darstelle, und auch COUVELAIRE schließt sich dieser Ansicht an. KÜSS und PROUST dagegen versuchen in allen Fällen die Schlinge in eine isoperistaltische Lage zu bringen. Umgekehrt sprechen eine Reihe von geglückten beidseitigen Ureteroileocystoneostomien durch Anlagerung einer U-förmigen Schlinge auch für die gute Funktion im anisoperistaltischen Schenkel.

Bei normaler Blase erfolgt die Verbindung zwischen Blase und Ileum entweder durch einfache End-zu-End-Verbindung oder aber durch Excision eines kleineren ovalären Blasenanteils bzw. bei kurzer Ileumschlinge durch Zwischenschaltung eines Blasenlappens nach BOARI. Die Anastomose selbst wird zweischichtig angelegt, wobei die äußere Schicht aus seromuskulären Chromcatgutnähten, die innere Schicht aus mukösen Catguteinzelnähten besteht. In der Blase verbleibt ein mehrfach gelochtes Kunststoffrohr Char. 18 bis 20. Das dünne Schienungsröhrchen Char. 8, welches im Harnleiter gelegen ist, wird ebenfalls durch die Harnröhre herausgeleitet. Die Harnleiter-Ileumanastomose wird durch ein retroperitoneales, durch Gegenincision herausgeleitetes Drain gesichert, die Anastomose zwischen Ileum und Blase durch ein Penrosedrain drainiert. Zusätzliche durchgreifende Nähte gewährleisten einen sicheren Bauchdeckenverschluß. Während der Operation wird eine Duodenalsonde eingeführt, die postoperativ über 4 bis 5 Tage liegenbleibt und durch Dauerabsaugung die wirksamste Prophylaxe des postoperativen paralytischen Ileus darstellt. Am 4. Tag wird die Sonde probeweise abgeklemmt und erst entfernt, wenn kein Brechreiz mehr auftritt. Während dieser Zeit erfolgt die Ernährung ausschließlich parenteral, unter sorgfältiger laufender Kontrolle des Elektrolythaushaltes. Die Drainagen werden ab dem 6. Tag schrittweise gekürzt. Die Ureterschienungssonde verbleibt bis zum 12. Tag; der in der Blase liegende Polyvenylkatheter bis zum 20. postoperativen Tag.

VII. Verletzungen und Fisteln der Blase
Versorgung intraoperativer Blasenläsionen

Der Verschluß kleinerer Läsionen erfolgt mittels Einzelcatgutknopfnähten der Stärke 000. Die Wundränder werden mit Babcock-Klemmen oder Catguthaltefäden dargestellt. Die Catgutnähte erfassen sämtliche Blasenwandschichten-Mucosa Muscularis — und im Bereiche des Blasenfundus den peritonealen Überzug. Das Mitfassen der Mucosa ist wesentlich. Die gelegten Nähte werden am Schluß geknüpft und die Wundränder eingestülpt. Bei wanddünnen Blasen, nicht geglückter Einstülpung und unsicherer Naht wird nach Beendigung der ersten Nahtreihe im Bereiche des Blasenfundus das Peritoneum durch atraumatische Catguteinzelknopfnähte der Stärke 000 gedoppelt. Im cranialen Anteil des Blasenfundus kann das der Blasenhinterwand locker aufliegende Peritoneum nach Unterminierung in Form eines Lappens über die erste Nahtreihe geschlagen werden.

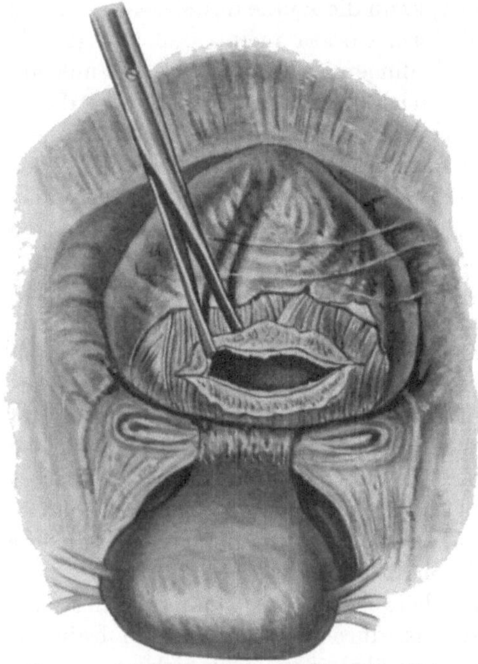

Abb. 6, 7, 8. Versorgung intraoperativer Blasenläsionen

Mehrere Läsionen, die durch schmale Brücken von fraglich ernährtem Gewebe getrennt sind, werden durch Resektion zu einem einzigen Defekt mit glatten Wundrändern vereinigt und erst dann verschlossen. Defekte am Blasenboden werden durch gestielte interponierte Peritoneallappen gedeckt. Als Entnahmestelle eignet sich sowohl die Blasenhinterwand als auch das Lig. infundibulopelvicum bzw. Teile des parietalen Blattes der fossa iliaca. In gleicher Weise werden Substanzverluste im Bereiche des Trigonums versorgt. Bei ostiumnahen Defekten ist es zweckmäßig, die Ureterumpflanzung vorzunehmen. Die Umpflanzung eines oder beider Harnleiter verlängert die Operation nur unwesentlich und ermöglicht abschließend die Interposition eines Peritoneallappens zwischen Blase und Scheide. Große kreisförmige Defekte am Blasenboden können gegebenenfalls auch einschichtig transvesical verschlossen werden. Sicherer ist auch hier die Interposition gestielter Peritoneallappen. Die notwendige Durchtrennung des Blasenfundus kann ohne Sorge für die Gefäßversorgung geschehen.

Wenn die Verletzung der Blase erst unmittelbar postoperativ erkannt wird, ist die neuerliche Laparatomie mit Darstellung des Cavum Retzii erforderlich. Die Blase wird an der Kuppe eröffnet und die Harnleiterostien können gegebenenfalls nach Injektion einer Ampulle Cystochrom aufgesucht und hinsichtlich ihrer topographischen Lage zu dem Blasendefekt beurteilt werden.

Liegen die Harnleitermündungen in der Nähe des Blasendefektes, werden Kunststoffröhrchen bds. eingeführt und die Ränder des Defektes mit Babkock-Klemmen gefaßt. Kleinere Defekte in wandstarken Blasen können durch einschichtige transvesicale Naht ohne Interposition eines Peritoneallappens versorgt werden. Dieses Vorgehen ist mitunter notwendig, wenn der Allgemeinzustand der Patienten eine rasche Versorgung verlangt. Handelt es sich um große Defekte, ist die Interposition eines Peritoneallappens in geschilderter Weise angezeigt.

Drainage und Harnableitung

In allen Fällen einer stärkeren Blutung aus den Blasenrändern bzw. bei größeren Blasensubstanzverlusten, sichert eine zusätzliche transvesicale Drainage den Heilungsverlauf. Die Gefahr einer postoperativen Fistelbildung oder des Austritts von Harn in die freie Bauchhöhle ist nur bei insuffizien-

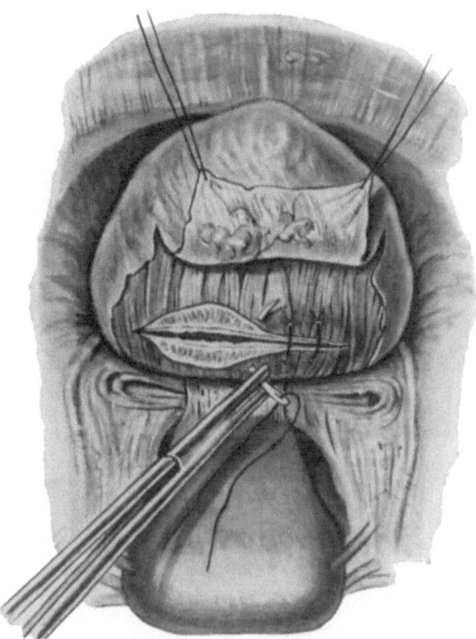

Abb. 7

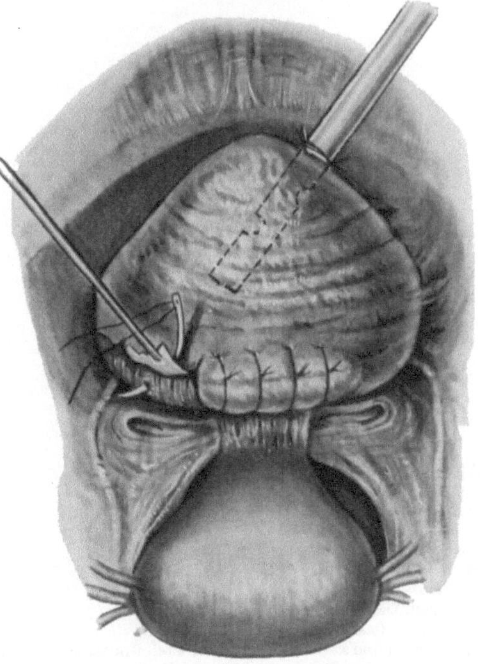

Abb. 8

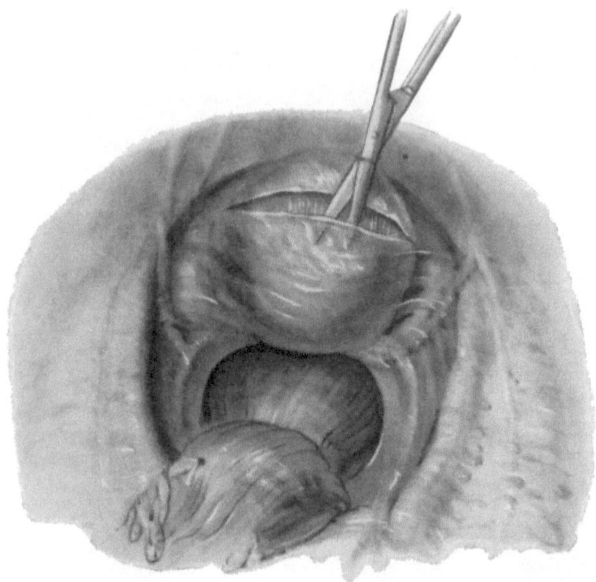

Abb. 9

Abb. 9, 10, 11. Transperitoneale, transvesicale
Operation der Blasen-
scheidenfistel mittels gestielter Peritoneallappen

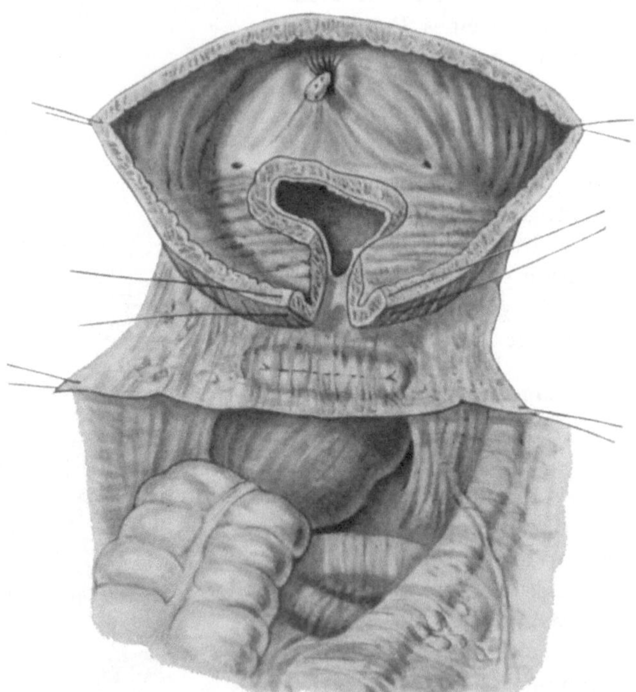

Abb. 10

Abb. 9 und 10. Nach me-
dianer Unterbauchlapa-
ratomie wurde zunächst
ein Peritoneallappen aus
dem Bauchfellüberzug
der Blasenhinterwand
abpräpariert und ange-
schlungen. Die Blase
wurde am Blasenfundus
breit eröffnet und sagittal bis an die Fistelöffnung heran gespalten. Die Blasenränder sind angeschlungen. Durch scharfe Präparation wurde die Blasenwand von der Vaginalwand im Fistelgebiet getrennt

ter Harnableitung gegeben. So z. B. bei Verstopfung des eingelegten Katheters durch kleine Blutcoagula, die ventilartig vor dem Katheterauge liegen und schwer wegzuspülen oder abzusaugen sind. Ein in der Blase liegender Kunststoffkatheter Char. 20 ist hier von nicht zu unterschätzendem Vorteil. Dieser wird durch eine Stichincision am

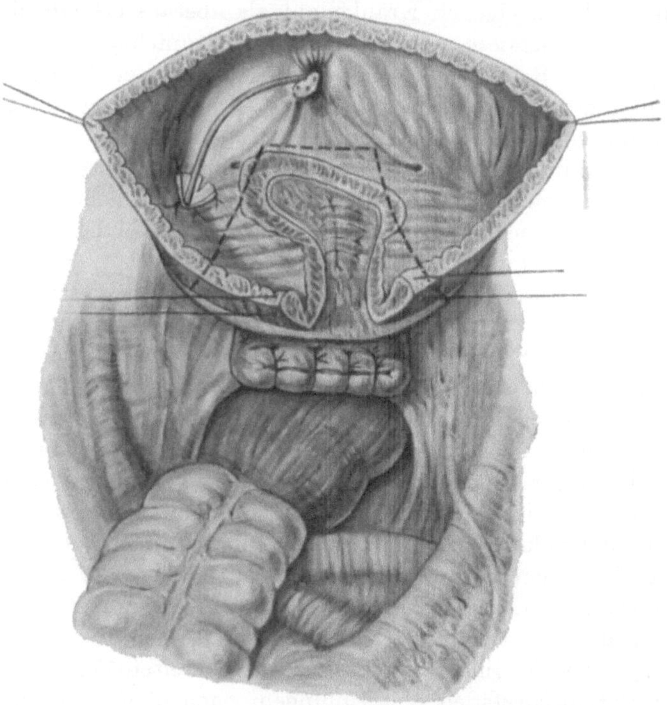

Abb. 11. Bei der Präparation wurde das linke Harnleiterostium in Mitleidenschaft gezogen. Es erfolgte daher die Umpflanzung des linken Harnleiters in die Blase. Die Vagina wurde durch Chromcatguteinzelnähte geschlossen. In das durch Präparation geschaffene Septum vesico vaginale wurde der Peritoneallappen eingebracht (gestrichelt gezeichnet). Die Nähte, mit denen die Vagina verschlossen wurde, schimmern durch den Peritoneallappen durch

Blasenscheitel herausgeleitet und verbleibt bis zum 10. postoperativen Tag. Die übrige Drainage erfolgt mit einem paravesicalen Drain. Im Anschluß an eine Radikaloperation und Versorgung einer Blasenläsion bzw. Harnleiterumpflanzung wird zusätzlich je ein Redondrain extraperitoneal bzw. parainguinal herausgeleitet.

Therapie der Blasenscheidenfistel

Vesicovaginalfisteln, die im Anschluß an Carcinomoperationen oder als Folge vorausgegangener Bestrahlung auftreten, werden auf vaginalem Weg nach den bekannten und bewährten Methoden (LATZKO, DÖDERLEIN usw.) nach Ablauf von 3 Monaten versorgt.

Die Miteinbeziehung der Harnleiterostien in die narbig veränderten Fistelrandbezirke mit Abflußstörungen aus den oberen Harnwegen macht hingegen die ein- oder beidseitige Ureterumpflanzung erforderlich. Für diese Fälle erwies sich die von ÜBELHÖR weiter entwickelte Methode des transperitonealen Fistelverschlusses mit gleichzeitiger Ureterocystoneostomie auch am eigenen Krankengut als überaus erfolgreich. Diese Methode ist insbesondere bei Patientinnen zu empfehlen, bei denen die vorausgegangene Radiumbestrahlung neben der Fistelbildung zu einer Einschränkung der Blasenkapazität führte. Das Prinzip besteht in der Interposition eines gestielten Peritoneallappens zwischen Blase und Vagina. Diese hinsichtlich der Blutversorgung anspruchslosen Gewebeanteile können technisch leicht an den Ort der Fistel gebracht werden, heilen reaktionslos ein und führen zu einer sicheren Abdichtung.

Der Zugang erfolgt durch mediane Unterbauchlaparatomie und Darstellung des Cavum Retzii. Sind auf Grund des cystoskopischen Befundes sowie des Ausscheidungsurogramms eine oder beide Harnleiterostien in das Fistelgebiet miteinbezogen, so werden die Ureteren zunächst aufgesucht und knapp vor der Blase unterbunden und durchtrennt. Von dem der Blasenhinterwand fest anhaftenden Peritonealblatt wird ein rechteckiger, etwa 8 cm breiter Peritoneallappen abpräpariert, wobei Verletzungen des Peritoneums sorgfältig vermieden werden. An dem im Bereiche der Blasenhinterwand zum Teil sehr fest haftenden Peritonealanteilen kommt es meist zu flächenhaften kleineren Blutungen. Bei diesem Vorgehen wird die Blase mitunter eröffnet oder es verbleiben am Peritoneallappen Muskelfasern der Blasenwand, beides ist bedeutungslos. Die Präparation erfolgt bis an die untere Peritonealumschlagsfalte, also die Gegend des Vaginalstumpfes. Der so vorbereitete Peritoneallappen wird mit Catguthaltefäden angeschlungen, nach oben geschlagen und zunächst mit feuchten Tüchern bedeckt. Es folgt die Eröffnung der Blase im Bereiche des Blasenfundus durch einen Sagittalschnitt, der bis in das Fistelgebiet weiter geführt wird. Die auf diese Weise breit eröffnete bzw. gespaltene Blase ermöglicht einen guten Überblick über die Ausdehnung der Fistel und die topographische Beziehung der Harnleiterostien zum Fistelrand (Abb. 10). Vagina und Blase werden durch scharfe Präparation voneinander getrennt und danach die Scheidenöffnung mittels Bumerangund Chromcatgut-Einzelnähten verschlossen. Der vorbereitete Peritoneallappen wird nunmehr um seinen Ansatzpunkt um 180° gedreht und kommt so zwischen verschlossener Vagina und Blase zu liegen, wobei die Serosaseite blasenwäcts gerichtet ist (Abb. 11). Der Peritoneallappen wird mit einigen feinen Catgutnähten an der Vagina fixiert und anschließend die Blase durch Einzelnähte darüber verschlossen. Vor dem endgültigen Verschluß der Blase erfolgt die spannungslose Implantation eines oder beider an ihren Enden 1 cm längsgeschlitzten Harnleiter abseits der verschlossenen Fistel durch direkte mukomuköse Anastomose. Die Harnleiter werden zusätzlich an der Blasenaußenwand durch zwei bis drei feine Catgutnähte fixiert. Im Harnleiter verbleibt ein mehrfach gelochter Kunststoffsplint Char. 6 bis 8, der durch die Harnröhre oder nach oben durch die Blase herausgeleitet wird. Die Harnableitung durch die Harnröhre erfolgt durch einen Casper-Katheter Char. 20 bis 22.

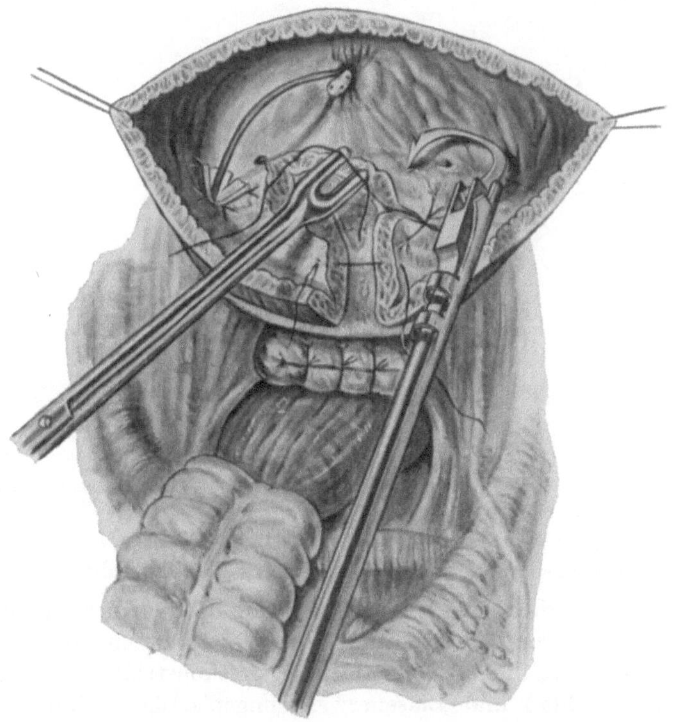

Abb. 12. Nunmehr erfolgt der Verschluß der Blasenwunde durch Chromcatguteinzelnähte. Abschließend wird die Blasenwunde durch Catguteinzelnähte verschlossen. In der Blase verbleibt ein Casperkatheter

Zusätzlich wird suprapubisch ein Kunststoffdrain Char. 18 in die Blase eingelegt. Durch diese doppelt gesicherte Harnableitung kann jede Blasenüberdehnung bei Verlegung eines Katheters vermieden werden. Die Blase wird vollständig durch Catgutnähte verschlossen, ebenso der Peritonealdefekt der Blasenhinterwand. Prävesical verbleibt ebenfalls ein Kunststoffdrain.

Dieses wird ab dem 5. postoperativen Tag schrittweise gekürzt, der Harnleitersplint zwischen dem 10. und 12. Tag entfernt. Die suprapubisch herausgeleitete Blasendrainage wird bei guter Funktion des

Casper-Katheters zwischen dem 16. und 18. Tag entfernt, der Casper-Katheter am 21. Tag.

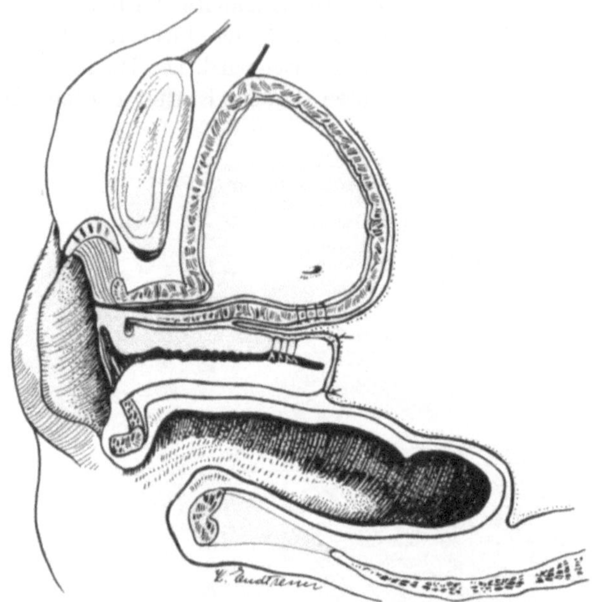

Abb. 13. Seitliche Ansicht der Peritoneallappeninterposition bei transperitonealer Operation von Vesico-Vaginalfisteln

Blasen-Scheiden-Rectum-Fisteln (Kloakenbildung)

Ausgedehnte Strahlenschäden der Harnblase und des Rectums mit Fistel- bzw. Kloakenbildung erfordern mitunter als endgültige Lösung eine getrennte Stuhl- und Harnableitung. Rekonstruktive Operationen wie Fistelverschluß und Blasenerweiterungsplastiken können an den irreparablen lokalen Gewebsveränderungen mit schlechter Heilungstendenz scheitern. Die Harnableitung durch eine ausgeschaltete Ileumschlinge (Ileal conduit, BRICKER) ist die häufigst geübte Methode, über welche die größten Erfahrungen vorliegen. Die primäre Operationsmortalität beträgt etwa 4%, wobei eine der Hauptgefahren im postoperativen Ileus liegt. Dieser kann am ehesten durch eine Duodenalverweilsonde (Cantor-Sonde) mit Dauerabsaugung über mindestens 5 bis 6 Tage vermieden werden. Die Länge des ausgeschalteten Ileumsegementes soll 15 bis 20 cm nicht überschreiten. Der Conduit wird knapp oberhalb des Mac Burneyschen Punktes herausgeleitet und lediglich mit Chromcatguteinzelnähten an der Haut, nicht jedoch von innen her am Peritoneum fixiert. Neben der von BRICKER angegebenen Implantation der Ureteren durch direkte mukomuköse Anastomose hat sich nach

MAYOR die Einpflanzung nach COFFEY I mit Herausleiten der Harnleiter-
schienungsröhrchen durch den Ileal conduit bewährt. Bezüglich operations-
technischer Einzelheiten sei auf die mit zahlreichen Abbildungen ver-
sehenen Arbeiten von BRICKER verwiesen.

Sind die Strahlenveränderungen auf die unteren Rectumabschnitte
beschränkt, so kann nach Anlegen einer Kolostomie das verbliebene
Sigma zur Harnableitung verwendet werden (Sigmablase, ÜBELHÖR).
In diesen Fällen hat sich die Implantation der Ureteren in das Sigma nach
der von GOODWIN angegebenen Methode am eigenen Krankengut be-
währt. Sowohl der Ileal conduit als auch die Sigmablase sind in vieler
Hinsicht gleichwertige Verfahren, und die Auswahl richtet sich in erster
Linie nach den lokalen Gegebenheiten, wie vor allem der Ausdehnung des
Strahlenschadens im Bereiche des Rectums.

Die Sphincterstarre

Technik der transurethralen Resektion des inneren Blasenmundes
(Untersuchung mit geradem Cystoskop und Weitwinkeloptik.)

Der cystoskopische Befund bei Vorliegen einer Sphincterstarre:

**a) Die vorangegangene gynäkologische Operation liegt bereits mehrere
Wochen oder Monate zurück.** Der innere Blasenmund springt bei Zurück-

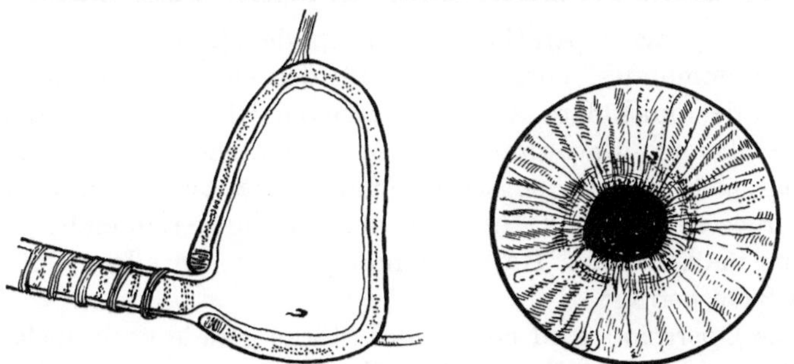

Abb. 14, 15, 16. Schematische Darstellung des inneren Blasenmundes bei Sphincterstarre

Abb. 14. Normalfall

ziehen des Instrumentes aus der Blase in Richtung Harnröhre scharf,
sichelförmig in das Gesichtsfeld vor. Die Blasenschleimhaut ist im
Bereiche des inneren Blasenmundes gefäßarm, weißlich. Im allgemeinen
ist die gesamte Zirkumferenz des inneren Blasenmundes stufenförmig
gegenüber der Blase abgesetzt. Im Bereiche des Blasenbodens zwischen
5 und 7 Uhr fehlt die für alle übrigen Formen der Sphinctersklerose
typische Barrenbildung. Im Bereiche der seitlichen Sphincteranteile
sowie der Dachpartien ist sie jedoch regelmäßig anzutreffen. Beim Preß-
versuch während der Cystoskopie fehlen die ansonsten gut sichtbaren
Retraktionen des Musculus urethrotrigonalis.

b) Die vorausgegangene Radikaloperation liegt erst wenige Wochen zurück. Der cystoskopische Befund ist weniger charakteristisch, das Bild ist durch die Begleitcystitis, eventuell auch durch die Schleimhautschwellung infolge des Dauerkatheters verwischt. Der innere Blasenmund ist deutlich verbreitert, die Schleimhaut entzündlich gerötet und öde-

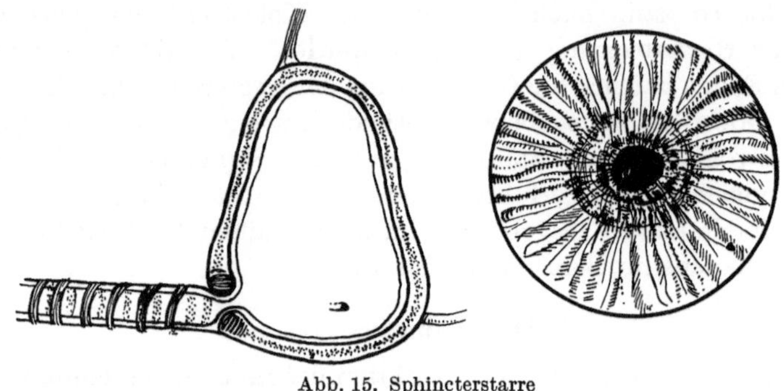

Abb. 15. Sphincterstarre

matös und der Übergang gegen die übrige Blasenschleimhaut weniger stufenförmig und scharf, wie dies später der Fall ist.

Transurethrale Elektroresektion des inneren Blasenmundes

Das Prinzip der Operation besteht in der Resektion des starren inneren Blasenmundes. Voraussetzung für den Operationserfolg ist, daß tatsächlich der muskuläre Anteil des inneren Ringwulstes durchtrennt wird. Die alleinige Entfernung von Mucosaanteilen ist zwecklos. Die Resektion spielt sich auf engstem Raum ab, da der Abstand zwischen innerem Blasenmund und Insertion der spiralig verlaufenden, für die Kontinenz maßgebenden Harnröhrenmuskulatur, im allgemeinen nicht mehr als 2 cm beträgt.

Für die Operation wird eine in der Stärke gerade noch auslangende niedere Schneidstromstufe gewählt. Funkenstrecken oder Mischstrom sind wegen der zu großen Wärmeentwicklung und damit verbundenen Gefahr der Schädigung des Schließmuskelapparates ungeeignet (Schneidgeräte mit geringer Wattzahl an der Schlingenkante sind daher besser geeignet und ungefährlicher als solche mit einer hohen Wattzahl). Die Operation wird in Penthotallachgasnarkose oder Spinalanaesthesie vorgenommen und beansprucht einen durchschnittlichen Zeitaufwand von etwa 10 bis 15 min.

Die Kerbstellen am inneren Blasenmund werden bei der Resektion über die gesamte Zirkumferenz verteilt. Im Durchschnitt sind sechs bis sieben Kerbstückchen von rund 10 mm Länge, 3 mm Dicke und 3 mm Breite ausreichend, um eine restharnfreie Entleerung der Blase zu ermöglichen.

Um einerseits schon bei den ersten Schnitten neben der Schleimhaut auch Muskelfasern zu treffen, andererseits Harnröhrenverletzungen zu vermeiden, empfiehlt es sich, mit der Resektionsschlinge entgegen der sonst üblichen linearen Schnittführung eine leicht drehende Bewegung auszuführen, wodurch die Kerbstückchen ein leicht gekrümmtes Aussehen erhalten.

Die Blutstillung soll überaus exakt und punktförmig am besten mit Hilfe der Kegelelektrode bei niedrigster Stromstufe ausgeführt werden.

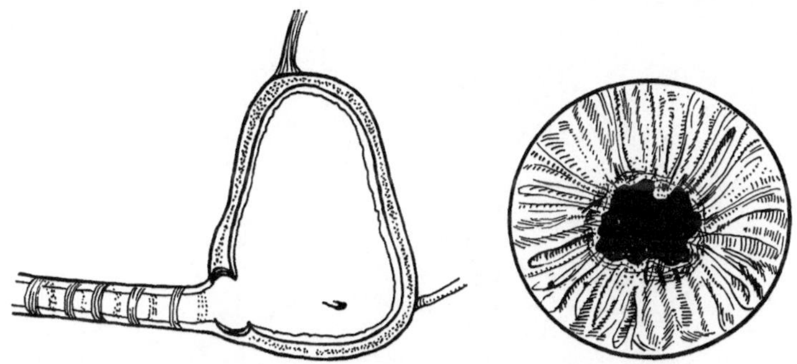

Abb. 16. Zustand nach Elektroresektion des starren inneren Blasenmundes

Bei der Resektion peripher hängengebliebene Kerbstückchen können durch retrograde Schnittführung leicht und ohne Gefahr einer Schließmuskelverletzung abgetragen werden. Nach beendigter Blutstillung wird für 2 bis 3 Tage ein Ballondauerkatheter eingelegt. Histologisch findet sich in den gewonnenen Gewebsstreifen das Bild der fibrös dissoziierten Muskulatur mit lymphocytärer Infiltration.

Anhang: Nephrostomie

Die Nierenfistel muß gegebenenfalls als Notoperation an Patienten im schlechten Allgemeinzustand im Stadium der Anurie bzw. Urosepsis angelegt werden. In diesen Fällen ist die halbseitige Spinalanaesthesie von Vorteil. Am sichersten und schonendsten wird die Fistel retrograd vom eröffneten Nierenbecken her durch die untere Kelchgruppe angelegt. Von vornherein ist der Zugang breit, gegebenenfalls mit Resektion der zwölften Rippe zu wählen, da die Niere (abhängig von der Dauer des Verschlusses) vergrößert und gestaut im ödematösen, infizierten, pararenalen Gewebe angetroffen werden kann. Ein guter Zugang zum Nierenbecken erleichtert die Sondierung der unteren Kelchgruppe. Der Abstand zwischen unterem Nierenpol und Ureterabgang ist durch die Stauung vergrößert, und die flexible Kegelsonde muß in einem entsprechend spitzen Winkel eingeführt werden. Die Drainage durch die untere Kelchgruppe ist vollständiger als durch die mittlere, die bei schlechtem Zugang zum Nierenbecken mitunter als Notlösung gewählt werden kann.

Nach dem retrograden Durchzug des Nephrostomiedrains in das Nierenbecken wird die Lage des Drainauges durch das eröffnete Becken

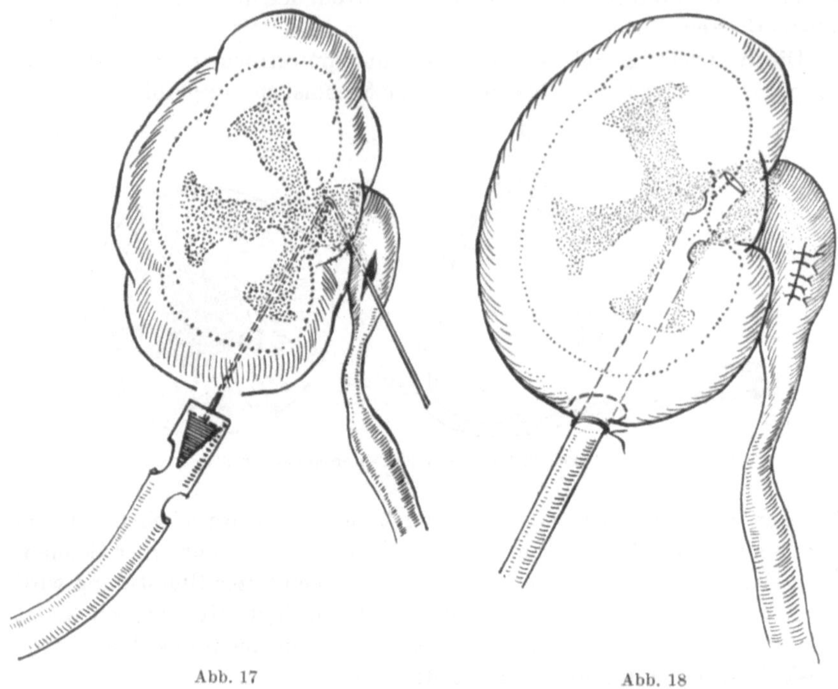

Abb. 17   Abb. 18

Abb. 17—18. Anlegen einer Nephrostomie. Durch Anwendung einer Kegelsonde können stärkere Parenchymblutungen vermieden werden. Da die Niere meist groß und gestaut ist, muß die flexible Kegelsonde vor dem Einführen in das Nierenbecken spitz abgewinkelt werden

geprüft und das Drain mit einer Naht, die gleichzeitig der Blutstillung dient, fixiert.

Das zerreißliche Nierenparenchym kann bei schlechter Sondenführung oder kantigem Drainrand unangenehme Blutungen hervorrufen. Die Kegelsonde ist daher besonders schonend. Das Kunststoffdrain Char. 22 bis 24 komprimiert die Parenchymfläche an der Durchstichstelle, eine stärkere Blutung kann durch Nachziehen eines etwas stärkeren Drains beherrscht werden. Das Nierenbecken wird durch zwei bis drei Catgutnähte der Stärke 0000 verschlossen und das Nierenlager drainiert. Beim schichtweisen Wundverschluß muß das Nephrostomiedrain auf kürzestem Weg durch die Wunde geleitet werden. Am Ende der Operation beweist die Spülung mit einer 20 cm³-Spritze das einwandfreie Funktionieren der Nephrostomie.

Nur in wenigen Fällen gelangt die direkte Nephrostomie zur Anwendung, so bei ausgedehnten schwersten Verwachsungen der Nierenoberfläche mit den Nierenhüllen, oder z. B. als ultima ratio, wenn der Eingriff nur wenige Minuten dauern darf. Hier genügt eine kleine Incision und das Drain wird durch das Parenchym blind in das Becken vorgestoßen. Die Lage kann nicht einwandfrei kontrolliert werden und die Möglichkeit einer Blutung ist größer.

Im postoperativen Verlauf wird die Funktion des Drains durch Spülungen mit einer 20 cm³-Spritze mit physiologischer Kochsalzlösung unter geringem Stempeldruck genauestens kontrolliert. Eine mitunter beträchtliche Harnsekretion aus dem pararenalen Drain ist bedeutungslos und kann trotz guter Funktion des Nephrostomiedrains eintreten, wenn die Nierenbeckennaht infolge überschießender Diurese insuffizient wird. Die Sekretion hört nach einigen Tagen spontan auf bzw. versiegt durch Zurückziehen des pararenalen Drains am 6. postoperativen Tag. Der Wechsel des Nephrostomiedrains erfolgt nicht vor dem 21. postoperativen Tag.

VIII. Strahlenschäden am Harnleiter

Ionisierende Strahlen gelangen bei der Bestrahlung des Collumcarcinoms entweder allein oder ergänzend im Anschluß an die Operation auf Grund des histologischen Befundes zur Anwendung. In letzterem Fall, bei Drüsenbefall bzw. ausgedehnten Tumoren, wird eine Vervollständigung der Therapie durch die Nachbestrahlung angestrebt. Gewebsbeschaffenheit und Carcinomausbreitung sind von Fall zu Fall verschieden und erfordern daher vom Strahlentherapeuten ein individuelles Vorgehen. Die Gegenüberstellung von ausschließlich bestrahlten mit operierten Fällen kann in Ermanglung eines histologischen Endergebnisses nur auf Grund des Tastbefundes erfolgen. Diese Umstände müssen bei der statistischen Beurteilung von Strahlenergebnissen und der prozentualen Häufigkeit urologischer Komplikationen in Erwägung gezogen werden. Die Bestrahlung führt bisweilen zur Miteinbeziehung in der unmittelbaren Nachbarschaft des Carcinoms gelegener Organe, an denen es zu Lageveränderungen und Funktionsstörungen kommt. Auf Grund des erwünschten therapeutischen Effektes ist für diese Umwandlungsprozesse die Bezeichnung Begleiterscheinung vielfach zutreffender als der Ausdruck Komplikation. Durch Kenntnis von Ort und Zeitpunkt, zu dem die Begleiterscheinungen zu erwarten sind, ist es vielmehr möglich, dem Auftreten von Komplikationen rechtzeitig zu begegnen.

Im Mittelpunkt des Interesses steht das sog. Strahlenfrühödem. Nach Untersuchungen von MOVAT verursachen ionisierende Strahlen Gefäßschädigungen, wodurch ein aus dem Plasmaprotein stammendes Exsudat in den perivasalen Raum und das umgebende Bindegewebe übertritt. Letzteres zeigt histologisch im Bereiche der Grundsubstanz und der kollagenen Struktur Schwellung und Lückenbildung, ohne daß zunächst eine fibrinoide Degeneration des Bindegewebes stattfindet. Nach Untersuchungen von PATERSON dürfte der Grund für die Gefäßdurchlässigkeit in einer Schädigung der nervalen Gefäßreceptoren gelegen sein, welche zur Vasomotorenparese und Vasodilatation führt (UHLIR und NEUWIRTH, AMBROSETTI). Es hat den Anschein, als würden die nervalen Elemente am schnellsten und ohne Latenzzeit auf die Bestrahlung reagieren. So konnte TRABUCCO an bestrahlten Tierblasen nach kurzer Zeit Veränderungen an den motorischen Endplatten nachweisen, die mit einer Verminderung der Cholinesterasebildung einhergehen. Der genaue Ablauf dieses biochemischen Geschehens ist noch nicht bekannt. Ebensowenig ist die Frage geklärt, inwieweit diese Veränderungen reversibel sind.

Obwohl die experimentellen Untersuchungen über die Ursache des Strahlenfrühödems noch nicht abgeschlossen sind, dürfte durch den Nachweis der nervalen Schädigung zweifellos eine Reihe bekannter klinischer Komplikationen ihre Erklärung finden. GUZE und O'SHEA untersuchten in diesem Zusammenhang im Tierexperiment den Einfluß ionisierender Strahlen auf den Harnleiter. Die direkte Bestrahlung führte in Abhängigkeit von der applizierten Strahlendosis zur Ausbildung einer Hydronephrose. Während z. B. bei einer Dosis von 300 rep (röntgen equivalent physical) nach 30 Tagen die Hydronephrose wieder zurückgebildet war, zeigte sich bei einer Dosis von 700 rep ein Wiederanstieg der Harnstauung nach etwa 7 Wochen, die um die 16. Woche ihren Höhepunkt erreichte. Bei einer Menge von 1500 rep blieb die Hydronephrose bis zu 12 Monaten bestehen, um dann langsam abzuklingen.

An den ableitenden Harnwegen — insbesondere im distalen Ureterabschnitt — bewirkt das Strahlenfrühödem zunächst eine mechanische Behinderung des Peristaltikablaufes (BASU MALLIK). An der Durchtrittsstelle des Harnleiters durch die Blasenwand summiert sich die Kompressionswirkung des periureteralen Ödems mit der des Blasendetrusors, dessen Muskelfasern durch den Austritt von fibrinösem Exsudat eine Tonussteigerung und Bewegungshemmung zeigen (TRABUCCO). Dies kann klinisch durch die Erhöhung des cystometrischen Index objektiviert werden (NAUJOKS).

Auch im Bereiche der Blasenschleimhaut kann die Ödembildung ein beträchtliches Ausmaß annehmen und durch Verschwellung des Ostiums ein zusätzliches Abflußhindernis verursachen.

Der Harnleiter ist zu dem Zeitpunkt der periureteralen Ödembildung im allgemeinen frei sondierbar, sofern gleichzeitige Blasenschleimhautveränderungen das Einführen des Ureterkatheters nicht verhindern. Das starre, von Ödem umgebene Ostium ermöglicht als Zeichen der funktionellen Insuffizienz im ureterovesicalen Mündungsgebiet die Ausbildung eines Refluxes. In diesem Stadium der ersten Bestrahlungsreaktion sind alle Voraussetzungen für eine akute bakterielle Infektion gegeben. Ebenso kann ein latenter Infekt durch den gestörten Abfluß aus Nierenbecken und Blase erneut aufflackern. Das Auftreten von Restharn während der Bestrahlung wird von TRABUCCO durch eine Höherstellung des Detrusorgrundtonus erklärt, die schließlich zu einem Dauerspasmus führen kann. Restharnbildung, Harninfektion, erschwerter Abfluß aus dem Nierenhohlsystem und Reflux von infiziertem Restharn bestimmen auch den weiteren klinischen Verlauf. Für eine Restitutio ad integrum spielt die Vermeidung der Infektion eine entscheidende Rolle, ein Umstand, der bisher noch wenig Beachtung gefunden hat.

Der Abtransport des Ödems aus Blasen- und Harnleiterwand erfolgt auf lymphatischem Weg und führt zur Normalisierung des Harnabflusses. Es ist in diesem Zusammenhang von Interesse, daß bei radikal operierten Patientinnen, bei denen die Lymphknoten im kleinen Becken mitentfernt wurden, durch die alleinige Röntgenbestrahlung es erneut zur Restharnbildung, Harntransportverzögerungen und Harninfektion kommen kann. Diese Veränderungen treten bei der Nachbestrahlung von Patientinnen, die nicht lymphonodektomiert wurden, in wesentlich milderer Form oder gar nicht auf. In mancher Hinsicht werden somit bei der Nachbestrahlung erneut Symptome zur Beobachtung kommen, die bereits im Zusammenhang mit der Radikaloperation beschrieben wurden. Anscheinend wird der Lymphapparat durch den notwendigen Abtransport von Ödemflüssigkeit durch die Bestrahlung zusätzlich belastet. Diese Belastung ist nur dann gewährleistet, wenn das System als solches intakt und nicht durch eine vorausgegangene Operation geschädigt wurde. Nur in seltenen Fällen kommt es durch ödematöse Kompression zum akuten Verschluß des Harnleiterlumens, Ausbildung von Harnstauungsnieren und Anurie. Im Vordergrund steht eine kompensierte Transportverzögerung ohne Anreicherung von schlackenbildenden Substanzen im Blut. Nach Abklingen der akuten klinischen Symptome verläuft der Übergang zu den Strahlenspätschäden langsam, schleichend und erstreckt sich über viele Jahre. Ionisierende Strahlen hinterlassen im Gewebe bleibende Spuren (UHLIR und NEUWIRTH). Histologisch läßt sich in der Folge eine Entdifferenzierung des Gewebes feststellen. Auch hier spielt sich das pathologische Geschehen im periureteralen und paravesicalen Gewebe ab, wogegen eine unmittelbare Schädigung der Ureterwand nicht angenommen wird.

Im Vordergrund stehen die fortschreitenden Gefäßveränderungen im Sinne einer Endangitis obliterans sowie einer vikariierenden Bindegewebsbildung. Letztere stellt, wie schon erwähnt, einen erwünschten therapeutischen Effekt dar. Narbenbildung und Gewebsschrumpfung im parametranen Gewebe sind somit die Ursache späterer stationärer Harnabflußhindernisse, die erst nach Monaten in Erscheinung treten können und nach Jahren ihren endgültigen Abschluß finden.

Während das Strahlenfrühödem besonders bei radikal operierten Patientinnen schon auf die alleinige Röntgennachbestrahlung hin zu beobachten ist, sind die Ausmaße der Spätveränderungen von der Applikationsart und Dosierung direkt abhängig. Bei vergleichenden Untersuchungen zeigt z. B. die Anwendung des Körperhöhlenrohres eine wesentlich höhere Anzahl von Spätstenosen des distalen Harnleiters als die kombinierte Radium- und Röntgenbestrahlung des Collumcarcinoms.

Der langsame, schleichende Verlauf ermöglicht eine Adaptation von Harnleiter und Nierenbeckenkelchsystem an das Peristaltikhindernis. Hierdurch wird es verständlich, daß Erweiterungen des Harnleiters und auch des Nierenbeckens durch viele Jahre stationär bleiben können, sofern der periureterale und parametrane Schrumpfungsprozeß zum Stillstand gekommen ist und keine progrediente Einengung des Harnleiterlumens selbst besteht. Diese Form der kompensierten Transportverzögerung ist bei der Periureteritis aus anderer Genese gleichfalls zu beobachten. Für die weitere Erklärung dieses Adaptationssyndroms könnten Ureterdruckmessungen wahrscheinlich einen wesentlichen Beitrag leisten.

Hinsichtlich der Therapie entstehen durch diese Form der Transportstörungen eine Reihe zum Teil noch ungelöster Probleme. So ist es schwierig, die Grenzen der Kompensation bzw. den Zeitpunkt vorauszusagen, zu dem die Kompensation erlischt und die irreparable Nierenparenchymschädigung eintritt. Zum gegenwärtigen Zeitpunkt bieten laufende kurzfristige Röntgen- und Clearanceuntersuchungen bzw. Isotopennephrogramme die einzige Möglichkeit, im gegebenen Fall rechtzeitig eine Wiederherstellungsoperation am distalen Harnleiter durchführen zu können.

Frühe temporäre Veränderungen

Klinik und Symptomatologie der Abflußstörungen im Bereiche des distalen Harnleiters

Routinemäßig durchgeführte Ausscheidungsurogramme an operierten und nachbestrahlten Patientinnen bzw. solchen, die einer Radiumeinlage unterzogen wurden, lassen mitunter eine Kontrastmittel-Transportverzögerung mit Erweiterung der Ureteren erkennen, die ohne Hinzutreten eines Infektes völlig symptomlos verlaufen kann.

Für diese Beobachtung gilt bezüglich der Therapie das gleiche wie für die postoperative Uretererweiterung ohne Infektion: Jeder Ureterkatheterismus ist streng kontraindiziert und gefährdet durch die Möglichkeit einer schweren Infektion das Leben der Patientinnen. Die Rückbildung erfolgt meist spontan innerhalb weniger Wochen.

Überaus selten treten die beschriebenen röntgenologischen Veränderungen an den oberen Harnwegen im Zusammenhang mit schweren Schleimhautveränderungen der Blase, Temperatur, Flankenschmerz und Schüttelfrost, also Zeichen des Nierenverschlusses auf. (DÖPPER und JAKOB fanden Fälle von akuter Harnsperre infolge reaktiver Verquellung des periureteralen Gewebes.) Die Therapie besteht in der Entlastung der mit infiziertem Harn gestauten Niere. Das Gelingen des Ureterenkatheterismus hängt von den Veränderungen der Blasenschleimhaut ab. Eine gleichzeitig bestehende schwerste hämorrhagische Cystitis mit einem bullösen Ödem im Bereiche der Harnleiterostien kann die Sondierung unmöglich machen bzw. infolge der Kapazitätsverminderung erschweren. Gelingt es, den Ureterenkatheter zu entrieren, gleitet er meist ohne merkbares Hindernis bis ins Nierenbecken. Schwierigkeiten beim Einführen des Ureterenkatheters können durch operativ bedingte Lageveränderungen entstehen, also bei Fällen, in denen die Röntgennachbestrahlung ein zusätzliches Schleimhautödem verursacht. Für die Sondierung eignen sich am besten Kunststoffkatheter Char. 5 bis 6. Zu dickkalibrige Ureterenkatheter aus ungeeignetem steifen Material führen zu einer Zunahme des Ödems und somit der periureteralen Lymphstauung und bewirken den gegenteiligen Effekt. Der Ureterkatheter soll mit die Funktion einer Leitschiene für den nebenbei vorbeifließenden Harn übernehmen. Jeder Katheterwechsel erhöht die Infektionsgefahr und führt durch unvermeidliche Schleimhautläsionen zur neuerlichen Ödembildung. Es ist daher notwendig, den Ureterenkatheter mindestens 2 Wochen zu belassen. Dies kann bei dem angegebenen Kunststoffmaterial ohne Gefahr der Inkrustation geschehen.

Es ist verständlich, daß der liegende Ureterkatheter das Abklingen des Ödems nicht erleichtert. Trotzdem wird bei Patientinnen im schlechten Allgemeinzustand oder bei fraglichem Rezidiv der Ureterkatheter das Mittel der Wahl sein. Bei nicht einführbarem Ureterkatheter infolge Ostiumödems oder schwerer Cystitis ist die sofortige Nephrostomie angezeigt.

Der operative Eingriff hat eine Reihe von Vorteilen, die nicht zn übersehen sind. Das Ureterwandödem klingt rasch ab, die Patientinnen können am Tage nach der Operation das Bett verlassen und bei einer etwaigen später notwendigen Wiederherstellungsoperation geschieht dies unter dem Schutze der Nephrostomie. Ebenso wie bei der Entlastungsnephrostomie nach der Wertheimschen Radikaloperation darf auch hier eine Nephrektomie nicht in Erwägung gezogen werden. Auch schwerste Parenchymveränderungen und Nierenabscesse heilen unter der Drainage aus. Das Schicksal der anderen Niere aber ist noch für die nächsten Jahre hin ungewiß.

Im eigenen Krankengut fanden sich bei der laufenden Kontrolle und Überwachung von insgesamt 44 Patientinnen, die der Wertheimschen Radikaloperation unterzogen worden waren, in fünf Fällen ein Zusammenhang zwischen Komplikationen der oberen Harnwege und postoperativer Nachbestrahlung. Es kam zum Auftreten von Harnstauungen und von Hydronephrosen. Interessanterweise fanden sich diese Veränderungen ausschließlich bei solchen Patientinnen, die zum Zeitpunkt des Bestrahlungsbeginns noch eine Harninfektion bzw. Restharnbildung aufwiesen, während derartige Komplikationen bei Frauen, die ein normales Pyelogramm, fehlenden Restharn und keine Harninfektion hatten, nicht zu beobachten war. Es hat somit den Anschein, als ob die eingangs erwähnte Ansicht, daß durch die Bestrahlung eine latente Infektion wieder aufflackert, zu Recht besteht.

Durch Röntgenstrahlen hervorgerufene Spätveränderungen am distalen Harnleiter

Eingangs wurde bereits darauf hingewiesen, daß durch Röntgenbestrahlung verursachte Veränderungen an den abführenden Harnwegen auf dem Umwege über eine Entzündung zustande kommen können. Im einzelnen dürfte die Entscheidung, wieviel von den Veränderungen der Entzündung und wieviel der Operation zuzuschreiben sind, schwierig sein, da bekannt ist, daß auch die Narben- und Knickbildungen des Harnleiters oftmals bis zur endgültigen Fixierung einer gewissen Latenzzeit bedürfen (HOFMANN). Der Vergleich der einzelnen Strahlenquellen und die angewandte Dosierung lassen auch hier einen deutlichen Zusammenhang zwischen den einzelnen Formen der Strahlenschädigung und der Applikationsart erkennen. Differentialdiagnostisch ist die Abgrenzung gegenüber Fällen, die durch eine carcinomatöse Ummauerung des Harnleiters bzw. ein lokales Drüsenrezidiv stenosieren, schwierig. Nach der Wertheimschen Radikaloperation ist der Tastbefund durch Narbenbildung oftmals ebenso erschwert, wie bei jenen Fällen, bei denen infolge eines fortgeschrittenen Carcinomstadiums die Radiumbestrahlung durchgeführt worden war. Ebensowenig kann auf Grund einer Röntgenuntersuchung des Harntraktes mit Sicherheit zwischen den einzelnen aufgezählten Möglichkeiten und Formen der Spätstenosen unterschieden werden.

Am zuverlässigsten ist noch das klinische Bild, unter dem die Stenose zustande kommt. Obwohl man auch hier gewissen Täuschungen unterliegen kann, vermeinten wir am eigenen Krankengut folgende Beobachtungen gemacht zu haben:

Ein freies Intervall zwischen Operation und Röntgennachbestrahlung von mehr als 1 Jahr mit normalem postoperativen bzw. nach der Bestrahlung hergestelltem Pyelogramm und plötzlich einsetzender Anurie spricht für ein Lokalrezidiv, wobei eine Niere unbemerkt bereits früher zugrunde gegangen ist.

Gerade bei den Spätschäden mit der Möglichkeit der Kompensation ist es wichtig, den klinischen und röntgenologischen Verlauf über eine längere Zeit zu kennen. Aus dem zusammenhängenden Krankheitsgeschehen gerissene Einzelbefunde können zu Irrtümern in der Deutung und falschen therapeutischen Schlüssen führen.

Röntgenologisch imponieren die nach einer Radikaloperation durch Nachbestrahlung entstandenen Veränderungen als verhältnismäßig lange, von STAEHLER auch als pfriemartig bezeichnete Stenosen, die im allgemeinen weiter nach proximal reichen als ursprünglich angenommen und die Gefäßkreuzungsstelle mitunter überschreiten. Der progrediente periureterale Prozeß kann beide Seiten unterschiedlich schnell befallen, ein Umstand, der vor einer voreiligen Nephrektomie warnen sollte.

Durch Radium verursachte Spätveränderungen
der distalen Harnleiterabschnitte

Auf die Zusammenhänge zwischen Häufigkeit von Harnleiterveränderungen und verwendeter Strahlenquelle bzw. Applikationsart und Dosierung wurde bereits verwiesen. Diese Veränderungen sind besonders nach der Behandlung mit dem Körperhöhlenrohr häufig (MUTH, BUCHMANN). Im Gegensatz dazu konnten z. B. am Krankengut der I. Univ.-Frauenklinik in Wien (WEGHAUPT) bei insgesamt 1155 radium-röntgenbestrahlten Fällen nur dreimal distale Harnleiterstenosen an rezidivfreien Patientinnen nachgewiesen werden.

Im Gegensatz zu den als Folge der Operation und Nachbestrahlung entstandenen hoch hinaufreichenden Harnleiterveränderungen sind bei der Radiumbestrahlung die Einengungen kurz und prävesical gelegen. Die Latenzzeit bis zum Auftreten der Stenose wird von MUTH, KIRCHHOFF, BUCHMANN und HOFMANN im allgemeinen mit 3 Monaten angegeben und entspricht der am eigenen Krankengut beobachteten Latenzzeit. Vereinzelt fand HOFMANN bei der Nachuntersuchung von 120 Patientinnen auch noch nach dem 4., 5. und 6. Jahr Spätveränderungen.

Voraussetzung für die Beurteilung von Spätveränderungen sind routinemäßig vor Bestrahlungsbeginn durchgeführte Pyelogramme sowie cystoskopische Befunde. Fälle, in denen bereits vor der geplanten Bestrahlung Entleerungsstörungen im Ausscheidungsurogramm bestehen, sind prognostisch ebenso ungünstig wie jene, bei denen nach einem freien Intervall plötzlich Abflußstörungen auftreten (FRICK, SCHEWE u. MUTH). Nach unseren eigenen Erfahrungen entspricht eine zufällig entdeckte einseitige distale Ureterstenose nach Radiumapplikation mit und ohne entsprechenden Lokalveränderungen der gleichen Blasenseite und einem freien Intervall von mehr als 1 bis 2 Jahren nur dann einem

Strahlenschaden, wenn die Veränderungen im Laufe der nächsten Monate
stationär bleiben. Die Differentialdiagnose zu einer durch ein Lokalrezidiv bedingten Harntransportstörung ist nur durch die Verlaufs-
beobachtung möglich.

Die Therapie des einseitigen, durch Bestrahlung verursachten,
distalen Harnabflußhindernisses richtet sich nach verschiedenen Umständen. Eine Reihe von Patientinnen sind von vornherein von jeder
Wiederherstellungsoperation infolge des Alters und des Allgemein-
zustandes ausgeschlossen. Eine zufällig entdeckte einseitige Hydronephrose bedarf zunächst der konservativen Behandlung und Beobachtung
in kurzen Zeitabschnitten, um zu sehen, ob der Prozeß progredient ist,
worauf besonders MOONEN hinweist. Nach den Beobachtungen von
EVERETT können derartige Hydronephrosen durch das relative Harnabflußhindernis stationär bzw. kompensiert bleiben und bedürfen keinerlei
operativer Korrektur. (KLOSTERHALFEN beobachtete unter Cortison-
behandlung die Rückbildung von strahlenbedingten Harnstauungsnieren, wobei Spätergebnisse noch ausstehen.)

Solange keinerlei Anzeichen einer Harninfektion vorhanden sind, ist
vor dem Ureterenkatheterismus wegen der Gefahr einer sekundären
Infektion bei gestörtem Harnabfluß zu warnen. Einen genauen Überblick
über die Ausdehnung der Stenose und die Funktion der Niere erhält man
durch Spätaufnahmen bei der Ausscheidungsurographie. Für den akuten
Zustand der Stauung bei unpassierbarem Harnleiter gilt das bereits
Gesagte, und die Entlastungsnephrostomie ist die Methode der Wahl. Die
Indikation zur Wiederherstellungsoperation nach BOARI bei einseitigen
progredienten Stenosen hängt vom Zustand und der Kapazität der Blase
ab. Bei Patientinnen mit einseitiger Stenose, eingeschränkter Blasenkapazität und funktionsfähiger, normaler anderer Niere ist die Entscheidung zwischen Nephrektomie oder Ersatz des Harnleiters durch eine
ausgeschaltete Ileumschlinge von der persönlichen Erfahrung des einzelnen Operateurs in weit höherem Maße abhängig als Statistiken über
dieses Gebiet aussagen (Küss). Daß man sich umgekehrt bei diesen
Fällen nicht zu konservativ verhalten soll, zeigen Obduktionsergebnisse,
wonach nur ein Teil der Stenosen durch ein Carcinomrezidiv verursacht
waren. So fanden BÖCKLER und PRINZ bei der Obduktion von 150 Patientinnen in 29 Fällen nirgends im Organismus Carcinomgewebe. Auch
BUCHMANN fand in seinem Krankengut von 48 an Urämie verstorbenen
Patientinnen 35 rezidivfrei. Nach KIRCHHOFF beträgt die Mortalitäts-
quote durch gutartige Ureterstenosen 7,3 bis 12%. Dieser Autor fand bei
200 rezidivfreien Patientinnen 35 Ureterstenosen oder stumme Nieren.
Auch MARCEL und MONIN sind der Meinung, daß Störungen des Harntransportes nicht immer mit dem Fortschreiten des Carcinoms gleichzusetzen sind. Daraus geht hervor, daß auch bei einseitigen tiefen Steno-

sen im Bereiche des distalen Harnleiterabschnittes weiterhin die latente Gefahr für eine Stenose der anderen Seite besteht, wenngleich dieses Risiko weit geringer ist, als bei operierten und nachbestrahlten Patientinnen. Wir erachteten bisher bei progredienten einseitigen, nach Radiumbestrahlung aufgetretenen Ureterstenosen, die Ureteroileocystoplastik bei den meist in schlechtem Allgemeinzustand befindlichen Patientinnen als ein zu großes Risiko und führten zunächst die Nephrostomie und nach einer Wartezeit von 1 bis 2 Jahren die als Beweis für den auf eine Seite beschränkt gebliebenen Prozeß gewertet wurde, die Nephrektomie durch.

In diesem Zusammenhang bedarf es der Erörterung der Frage, inwieweit eine Wiederherstellungsoperation bei gesichertem Lokalrezidiv indiziert ist. Es handelt sich im allgemeinen um Patientinnen, bei denen nach einem freien Intervall plötzlich eine Anurie auftritt. Im eigenen Krankengut wurde bei insgesamt 12 Patientinnen trotz eines Lokalrezidivs die Wiederherstellungsoperation des distalen Harnleiters nach BOARI zum Teil im Stadium der Anurie durchgeführt. Neun Patientinnen verstarben an den unmittelbaren Operationsfolgen (Blutung, Lokalabsceßbildung, Urämie), während drei in relativ gutem Allgemeinzustand die Klinik verließen. Gerade in diesen Fällen täuschte die gelungene Wiederherstellungsoperation die Patientinnen über ihren tatsächlichen Zustand hinweg und ermöglicht es ihnen, noch einen Zeitraum von 6 Monaten bis zu $1^1/_2$ Jahren im Kreise ihrer Angehörigen ohne spezialärztliche Pflege zu verbringen.

Differentialdiagnostisch vermag die Lymphographie zur Klärung der Frage, ob es sich um ein Lokalrezidiv oder eine Narbenstenose handelt, entscheidend beizutragen.

Strahlenschäden nach geglückter Wiederherstellungsoperation im Bereiche des distalen Harnleiters nach Radikaloperation bei Collumcarcinom

DEUTICKE und LOEBENSTEIN berichten über je einen Fall, bei dem es im Anschluß an eine geglückte Wiederherstellungsoperation nach BOARI durch die erfolgte Röntgennachbestrahlung zu einer Stenosierung des Boari-Rohres und Untergang der Niere kam. In beiden Fällen lag eine schwere Harninfektion vor. Beide Beispiele liefern einen wichtigen Hinweis für die Bedeutung der Harninfektion und Restharnbildung. Demnach darf eine Röntgennachbestrahlung nach geglückter Wiederherstellungsoperation nur dann erfolgen, wenn die Patientinnen restharnfrei und frei von jedem Harninfekt sind. Wenn die Nachbestrahlung aus dringender Indikation unmittelbar nach der Wiederherstellungsoperation erfolgen soll, muß die Restharnfreiheit durch Elektroresektion des inneren Blasenmundes erzwungen werden.

6*

Wir sind der Ansicht, daß somit den oben erwähnten Fällen das gleiche pathologisch-anatomische Substrat zugrunde liegt wie den Komplikationen, die nach Röntgenbestrahlung gelegentlich beobachtet werden. Wiederanstieg des Restharns, Aufflackern einer latenten Infektion im Bereiche des perivesicalen Bindegewebes auf lymphogener Basis und im Bereiche der Nieren und abführenden Harnwege sind für das Zustandsbild dieser Veränderungen verantwortlich.

IX. Strahlenschäden der Blase

Das wesentliche über das Strahlenfrühödem der Blase wurde bereits bei den Transportstörungen des distalen Harnleiters erwähnt. Zu ergänzen sind noch die histologischen Veränderungen bei der Strahlenfrühcystitis. TRABUCCO konnte im Tierexperiment ähnliche Veränderungen hervorrufen, wie sie nach der Bestrahlung der menschlichen Harnblase angetroffen wurden. Unmittelbar nach der Bestrahlung findet man an der Tierblase schwere Epithelveränderungen mit Mitosen, Schrumpfung und schließlich Rückbildung der Deckschicht bis zu einer einzigen Reihe von Basalzellen. Nach längeren Zeitabständen treten auch Veränderungen in der muskulären Struktur auf, wobei die Fibrillen der muskulären Fasern vacuolisiert werden und später Hyalineinlagerungen zeigen. Eine lokalisierte Wandhypertrophie in anderen Blasenabschnitten kann als Ausdruck einer Kompensation für die destruierten Anteile angesehen werden.

Eine Sonderstellung nehmen die radiologischen Spätveränderungen der Blase ein. Die progrediente Endangitis obliterans ist Ursache der degenerativen Veränderungen der Blasenwand, bei denen es sich um trophische Störungen verschiedener Schwere handelt. Der Wechsel von differenziertem Gewebe zu niederen Gewebsstufen vervollständigt einen Zustand, der in Anlehnung an die Veränderungen bei der medikamentös behandelten Tuberkulose als erwünschte Narbenbildung am unerwünschten Ort bezeichnet werden könnte.

Die trophischen Störungen betreffen sämtliche Blasenwandschichten in gleichem Maße, wobei bis zum Auftreten der ulcerösen Veränderungen Latenzzeiten bis zu 30 Jahren beobachtet wurden. Die einzelnen verschiedenen Stadien der Strahlenschädigung sind oft nicht scharf voneinander abzugrenzen und für das bunte Bild verantwortlich. Neben der Atrophie der Blasenmucosa können teleangiektatische Zonen beobachtet werden. Kraterförmige Ulcera zeigen in den Randgebieten oft noch Reste des ursprünglich bullösen Ödems und unspezifisches, einsprossendes gefäßreiches Granulationsgewebe. Sämtliche Blasenwandschichten nehmen an dem langsamen Umbau bis zur endgültigen radiologischen Bindegewebsschwiele teil. Der Ersatz der Ulcera durch unspezifisches, rasch wieder zugrunde gehendes Granulationsgewebe bedingt eine aufgepfropfte Infektion, die das klinische Bild mitbestimmt. Nach der endgültigen Konsolidierung der trophischen Ulcera zeigt das zurückgebliebene Schwielengewebe eine charakteristische zentrale Gefäßversorgung, die von einem schwachen, reiserartigen Gefäßfächer umgeben ist.

Histologisch finden sich an den Gefäßen verschiedene Stadien der Endangitis obliterans und Gefäßverschlüsse durch Thrombenbildung. Die Blasenmuskulatur ist durch Bindegewebe ersetzt, welches später die Zeichen der hyalinen Entartung bietet.

In den Randgebieten sieht man ein locker aufgebautes unspezifisches Granulationsgewebe mit zahlreichen dünnwandigen Gefäßen und rundzellige, lymphocytäre Infiltration. Ebenso wie in der Blasenwand werden auch in der Umgebung der Blase anfänglich ödematöse Bindegewebsinfiltrationen mit Lymphocyten gefunden. Dieses Gewebe wird später ebenso zu sklerosiertem Bindegewebe umgewandelt, welches durch narbige Schrumpfung raumeinengende Wirkung ausübt.

Frühschäden

Durch die vorausgegangene Radikaloperation geht den Patientinnen das Empfinden für den Füllungszustand, für Schmerz und Temperatur der Harnblase zunächst verloren, um erst zu einem späteren Zeitpunkt (im allgemeinen zwischen 6 und 9 Monaten) in unterschiedlichem Ausmaß wiederzukehren. Das Ausbleiben dysurischer Warnsymptome erklärt die Diskrepanz von geringfügigen Beschwerden und ausgedehnten Blasenveränderungen, die bei der Röntgennachbestrahlung im Anschluß an die Radikaloperation gefunden werden. Mitunter ist der unwillkürliche Abgang kleiner übelriechender Harnmengen der erste subjektive Hinweis für eine bestehende Strahlenfrühcystitis. (Dies steht in krassem Gegensatz zu der noch später zu besprechenden Frühreaktion nach Radiumeinlage).

Im akuten Stadium entspricht der cystoskopische Befund im wesentlichen einer schweren hämorrhagischen Entzündung, wobei die Blasenkapazität selten vermindert ist und Restharnmengen zwischen 50 und 100 cm³ die Regel sind. Die Blasenschleimhaut zeigt neben der Rötung auch Zeichen des subepithelialen Ödems mit wulstförmiger Gyrierung besonders im Bereich des Trigonums und Blasenausganges. Die Veränderungen sind von dem Ausmaß der stets vorhandenen bakteriellen Infektion mit abhängig.

Die beschriebene Ödembildung im Bereich des Blasenausganges erklärt das Wiederauftreten von Restharn bei postoperativ bereits restharnfreien Patientinnen.

Präventivmaßnahmen bei Röntgennachbestrahlung

Grundsätzlich sollte nur dann mit der Bestrahlung begonnen werden, wenn der Harn klar und frei von zelligen Bestandteilen ist, die Patienten restharnfrei sind und das intravenöse Pyelogramm normal ist. Die vor der Bestrahlung durchgeführte dynamische Cystoskopie liefert erste Anhaltspunkte für das etwaige Vorhandensein einer paravesicalen Entzündung. In diesen Fällen muß die Bestrahlung ebenfalls unterbleiben. Die fehlenden Warnsymptome der durch die Operation denervierten Blase zwingen zu einer besonders genauen Voruntersuchung mit laufenden Kontrollen während der Bestrahlung. Der ursächliche Zusammenhang zwischen Blasenentleerungsstörungen, Harninfektion und Komplikationen seitens der oberen Harnwege unterstreicht die Bedeutung einer gewissenhaften Überwachung. Jeder instrumentelle Eingriff erfordert darüber hinaus hinsichtlich der Sterilität operationssaalgleiche Bedingungen. Jede anläßlich einer diagnostischen Untersuchung gesetzte Harninfektion kann tödliche Komplikationen zur Folge haben bzw. zum Abbruch einer therapeutisch entscheidenden Bestrahlung zwingen.

Auffallend ist das Ausmaß der objektiven Reaktionszeichen der operierten Patientinnen auf die Röntgennachbestrahlung im Vergleich zu der verhältnismäßig geringen, die Blase treffenden Dosis. Offenbar genügt in dem hinsichtlich seiner Topik, Inervation sowie Blutversorgung und Lymphabfluß durch die Operation veränderten Organ schon ein verhältnismäßig geringer aktinischer Reiz, um eine noch vorhandene latente Infektion wieder zum Aufflackern zu bringen.

Die genannten Forderungen können im strikten Gegensatz zu den klinischen Wünschen nach einer „Vervollständigung der Operation durch die Bestrahlung" stehen.

Der ursächliche Zusammenhang zwischen Bestrahlung und Wiederanstieg des Restharns wurde in dem Kapitel Strahlenschäden „am Harnleiter" auf Seite 55 erläutert. Mitunter vergehen Wochen, bis die Patienten nach der Operation restharnfrei werden. Eine Bestrahlung bei liegendem Dauerkatheter wirkt besonders infektionsbegünstigend. In diesen Fällen kann durch die Elektroresektion des inneren Blasenmundes frühzeitig die Restharnfreiheit erreicht werden. Während der Bestrahlung bewirken Lokalinstillationen von Lebertran (20 cm³ täglich) einen gewissen Schleimhautschutz. Bei gleicher Gelegenheit können Restharn- und Harnsedimentkontrollen durchgeführt werden. Jede leichte Form der Harninfektion erfordert eine sofortige Therapie mit Harndesinfizientien. Jede schwere Harninfektion oder Restharnmengen über 50 cm³ erfordern die Unterbrechung der Bestrahlung.

Strahlenschäden nach Radiumeinlage

Pollakisurie und Dysurie sind die Symptome der Strahlenfrühreaktion nach erfolgter Radiumeinlage. Die Beschwerden sind innerhalb der ersten 24 Std nach Applikation des Trägers bereits überaus heftig. In kurzen Abständen auftretende Blasentenesmen können die Gabe von

Alkaloiden erfordern. Das Zusammentreffen mehrerer Komponenten ist für die Heftigkeit dieser Reaktion verantwortlich. Nach Untersuchungen von WEGHAUPT und PICHA erfolgt bereits innerhalb von 24 Std nach der Radiumeinlage eine Besiedlung der Harnblase mit pathogenen Keimen. Zu der bakteriellen hämorrhagischen Entzündung kommt der Fremdkörperreiz des liegenden Dauerkatheters. Der kurze Zeitraum von der Radiumapplikation bis zum Auftreten der schmerzhaften Blasenentzündung steht im Zusammenhang mit den fast unmittelbar auf die Radiumapplikation folgenden oberflächlichen Epithelveränderungen, die offenbar die Keimbesiedlung erleichtern. Begünstigend wirkt ferner die mit der Restharnbildung verbundene Koordinationsstörung der Blasenentleerung, die nach NAUJOKS durch einen gesteigerten Detrusortonus verursacht wird.

Cystoskopisch findet man eine schwere hämorrhagische Cystitis, teilweise mit wulstförmiger Gyrierung besonders im Bereich des Trigonums und des Blasenausganges. Die Ostien sind starr und zeigen spärliche Kontraktionen. Die Schleimhaut ist überaus vulnerabel, stellenweise von Blutungen durchsetzt, wobei die beschriebenen Veränderungen besonders die dem Radiumträger zunächst gelegenen Abschnitte der Blase betreffen.

Das Ausscheidungsurogramm zeigt im Stadium der Strahlenfrühreaktion sowohl bei radium- als auch bei röntgennachbestrahlten Patientinnen charakteristische Bilder. Die Blase erscheint kontrahiert und unscharf zackig begrenzt.

Ionisierende Strahlen hinterlassen in der Blase bleibende Veränderungen, wobei der Zeitpunkt des Auftretens und das Ausmaß der Veränderungen selbst sehr unterschiedlich sind (bzw. abhängig von Faktoren wie Gewebe, Strahlenquelle, Dosis usw.). Die einfachste Form der Veränderungen kann als die blasse, bunte Blase bezeichnet werden, die als Folge einer vorangegangenen Röntgen- oder Radiumbestrahlung bzw. als Ausheilungsstadium einer Cystitis radiologica aufzufassen ist (UHLIR und NEUWIRTH). Subjektive Beschwerden können völlig fehlen. Gelegentlich läßt eine bakterielle aufgepfropfte Cystitis die blassen, gefäßarmen Areale hinter den mit Teleangiektasien betroffenen entzündeten Schleimhautabschnitten stärker hervortreten, wodurch das bunte Bild intensiviert wird. Im übrigen ist die Blasenschleimhaut gleichmäßig blaß, fleckig, von einzelnen unscharf begrenzten, wechselnd großen, gefäßreichen Arealen durchsetzt, und in einzelnen Fällen können isolierte, das übrige Schleimhautniveau überragende Bezirke mit ausgeprägten Teleangiektasien beobachtet werden. Blutungen aus diesen auch als „teleangiektatische Granulationen" bezeichneten, scharf begrenzten Blasenanteilen sind häufig und können mitunter zur Blasentamponade führen und zur Elektrocoagulation zwingen (KULITZKY).

Diese Form ist ebenso wie die örtlich auftretenden, vermehrten teleangiektatisch veränderten Bezirke nur nach Radiumbestrahlung zu
beobachten und entspricht einer Vorstufe des radiologischen Spätulcus.

Spätschäden der Harnblase

Die *Symptomatologie* der Spätschäden ist überaus vielseitig, wobei
bedeutende Diskrepanzen zwischen subjektivem Befund und objektiven
Beschwerden gefunden werden können. Initialsymptome sind neben der
Dysurie und Pollakisurie mitunter schwere, zu einer Blasentamponade
führende Blasenblutungen. Daneben können Fälle beobachtet werden,
die erst durch den symptomlosen Abgang stinkender Nekrosen oder
Konkremente zur Erstuntersuchung Anlaß geben.

Eine überzeugende Erklärung für diese unterschiedliche Symptomatologie fehlt. Durch die in jüngster Zeit von TRABUCCO u. a. gefundenen
biochemischen Stoffwechselstörungen der nervalen Endreceptoren
könnte jedoch eine auf diese Weise entstandene Schmerzausschaltung
in den Bereich der Möglichkeit rücken.

Trotz schwerster Harninfektion ist eine Mitbeteiligung der oberen
Harnwege nur in jenen seltenen Fällen zu erwarten, in denen das Harnleiterostium in die Ulcusnarbe miteinbezogen ist. Diese scheinbare
Diskrepanz gegenüber den Gefahren der Harninfektion bei der Nachbestrahlung operierter Patientinnen findet in dem hier fehlenden Restharn,
der Suffizienz des ureterovesicalen Mündungsgebietes und dem intakten Lymphsystem eine zwanglose Erklärung.

Diagnose und Therapie beim radiologischen Spätulcus

Wie oben beschrieben, können hinter und seitlich vom Trigonum
gelegene teleangiektatisch veränderte Schleimhautbezirke die erste Vorstufe für das spätere radiologische Ulcus bilden. Es besteht mitunter ein
bullöses Ödem, welches die teleangiektatischen Bezirke teilweise bedeckt,
wobei die Schleimhaut selbst leicht vulnerabel ist. In diesem Stadium
ist die Differentialdiagnose gegenüber einem einbrechenden Lokalrezidiv schwer zu stellen. So fanden sich im eigenen Krankengut in 50%
aller Fälle von radiologischem Ulcus Patientinnen, die auswärts als
Tumorrezidiv aufgegeben und mit Dauerrezepten für Morphium versehen
worden waren (GOLDSTEIN und DRAGON). Die Differentialdiagnose wird
durch den langen Zeitraum zwischen der Bestrahlung und dem Auftreten
der Beschwerden erschwert, der in der Literatur bis zu 30 Jahren, im
eigenen Krankengut bis zu 22 Jahren betrug. Der beschriebene Befund
ändert sich im Laufe der nächsten Wochen. Das bullöse Ödem bildet sich
etwas zurück, wobei nunmehr im Zentrum ein meist mit Nekrosen
bedecktes Areal erkennbar wird. Die wallartigen Ulcusränder zeigen eine
livide Verfärbung entsprechend dem schlecht ernährten unspezifischen

Granulationsgewebe. Nekrosen und Inkrustationen haften dem Ulcus-grund fest an und können auf diese Weise den Ulcuskrater ausfüllen und Steinbildungen hervorrufen. So charakteristisch die hier gefundenen Veränderungen sind, so schwierig kann die Differentialdiagnose gegenüber einem einbrechenden Rezidiv sein.

In erster Linie ist es die Lokalisation — hinter und seitlich dem Trigonum —, die für das radiologische Spätulcus und gegen das Rezidiv spricht. Besondere Umstände wie z. B. der Zustand nach supravaginaler Uterusamputation und später bestrahltem Collumcarcinom zeigen jedoch auch atypische Lokalisationen. Trotz hinreichender Erfahrung wird man immer wieder Täuschungen unterliegen, und die Prognose sollte in jedem Fall sehr vorsichtig gestellt werden. Auch der Verlauf kann in beiden Fällen sehr langsam und täuschend sein.

In differentialdiagnostischer Hinsicht gegenüber dem einbrechenden Lokalrezidiv gilt zusammenfassend folgendes: Seitliche und sphincternahe flächenhafte Ulcusareale sprechen für ein einbrechendes Beckenwandrezidiv. Die radiologischen Ulcera sind im allgemeinen im Niveau gelegene, scharf umschriebene Defekte. Zunehmende Beschwerden bei konstantem Lokalbefund, besonders im Sinne einer Verminderung der Blasenkapazität, entsprechen eher einem Rezidiv als einem Ulcus.

Die Therapie in den ersten 48 Std besteht in der Ruhigstellung der Blase durch Spasmolytica oder Alkaloide und kleinen Instillationen von Lebertran. Die Beschwerden bessern sich — wie bereits in dem Kapitel über die Symptomatologie beschrieben — trotz weiter bestehender schwerster Lokalveränderungen, oftmals auffallend rasch. Die weitere Therapie zielt auf die Entfernung der Nekrosen und Inkrustationen sowie des unspezifischen Granulationsgewebes des Ulcusrandes ab. Zu Beginn der Behandlung ist es notwendig, die Patientinnen auf die notwendige Dauer der Behandlung, die sich in manchen Fällen über Jahre erstrecken kann, hinzuweisen. Frauen, die über ihr Grundleiden informiert sind und nach einem freien Intervall von mehreren Jahren mit akuten Beschwerden hospitalisiert werden, bedürfen darüber hinaus einer sorgfältigen psychischen Betreuung.

Das Ziel, Nekrosen und Inkrustationen zu entfernen, kann auf mehreren Wegen erreicht werden. Sehr kleine Ulcera bzw. beginnende Inkrustationen, können mit Hilfe fermentativer Medikamente gereinigt werden. Diese Fälle stellen jedoch insofern eine Ausnahme dar, als sie meist nur durch laufende Kontrollen eines bestehenden teleangiektatischen Areals entdeckt werden.

Im allgemeinen sind die Veränderungen zum Zeitpunkt der ersten Beschwerden so ausgedehnt, daß die Reinigung auf fermentativem Wege nicht mehr möglich ist. Die mechanische Entfernung der Inkrustationen auf transurethralem Weg ist die am häufigsten geübte.

Bei der Wahl des Instrumentariums muß bedacht werden, daß die Curettage der Inkrustation allein nicht genügt und nur die Entfernung des Ulcuswalles bzw. des unspezifischen Granulationsgewebes die Voraussetzung für einen schnellen Heilungsverlauf bietet. Es muß ferner erwogen werden, daß die Beläge am Ulcusgrund überaus festhaften, der Ulcusgrund aber oft nur wenige Millimeter dick ist. Die Entfernung der Inkrustationen erfordert somit *Vorsicht*, um nicht eine Vesicovaginalfistel als zusätzliche Komplikation hervorzurufen.

Gegen die häufig geführte blinde Curettage ist vor allem einzuwenden, daß zwar die Inkrustationen bei entsprechender Übung und Tastgefühl mitentfernt werden können, die Entfernung des Ulcusrandes jedoch nicht oder nur unvollständig gelingt. Desgleichen können auch festhaftende Fibrinbeläge nicht ertastet werden. Das Abräumen des Ulcusgrundes mit Hilfe der Fremdkörperzange setzt mehrmaliges Eingehen mit dem Instrument voraus, wobei die Sichtverhältnisse meist schlecht sind. Von diesen Erfahrungen ausgehend verwenden wir seit Jahren eine Curette, die auf das Resektoskop montiert ist. Der gerichtete Spülstrahl und die aus zwei Lämpchen bestehende Lichtquelle erlauben eine vollständige Entfernung von Inkrustationen und Granulationsgewebe. Stärkere Blutungen aus Teleangiektasien können sofort im Anschluß an die Curettage mittels Kegelsonde *punktförmig* coaguliert werden. Flächenhafte Coagulationen bei schlechten Sichtverhältnissen gefährden das Heilungsergebnis. Die Curettage erfolgt bei gleichzeitiger vaginaler Kontrolle, wodurch die Gewebsdicke der radiologischen Schwiele zwischen Finger und Instrument genau geprüft werden kann. Dieses Vorgehen schließt eine Perforation oder zu tief reichende Curettage mit Sicherheit aus. Am eigenen Krankengut wurden insgesamt 15 Patienten unter Sicht curettiert. Die Behandlungszeiten bis zum endgültigen Abheilen und Epithelisieren des Geschwürgrundes betrugen 4 bis 6 Monate, wobei in sechs Fällen mehrmals curettiert wurde. Entscheidend sind ausgiebige Blasenspülbehandlungen im Anschluß an die Curettage. Nebst den üblichen verwendeten Mitteln wie 3% Borlösung, $^1/_4^0/_{00}$ Rivanollösung usw. hat sich die Anwendung einer 5%igen Natriumsulfatlösung bewährt. Harndesinfizientien, besonders Furadantin in Kombination mit einem Sulfonamid und alkalische Mineralwässer ergänzen die Lokaltherapie.

Es ist notwendig, nach der Curettage kurzfristige cystoskopische Kontrollen durchzuführen. Kleine, beginnende Inkrustationen können dann mit der Zange ohne Narkose entfernt werden.

Unter den medikamentösen Behandlungsversuchen ist abschließend die lokale Umspritzung des Ulcus auf transurethralem Weg mit Cortison anzuführen. Obgleich die von verschiedenen Autoren angegebene Methode nur geringe Cortisondosen zur Anwendung bringt, bleibt die Frage unbeantwortet, ob dadurch eine Durchbrechung der Carcinom-Bindegewebs-schranke begünstigt wird. Auf diese Weise auswärts behandelte Frauen zeigten bei Kontrolluntersuchungen keine Tendenz zur Besserung. Die einfache Instillation von Hydrocortisonacetat hat sich nach BUTTEN-BERG nicht bewährt.

UHLIR und NEUWIRTH sowie DURAND empfehlen die Blasenteilresektion bei nicht oder schlecht heilenden Ulcera. Die Verfasser haben mit dieser Methode gute Ergebnisse erzielt. Obwohl wir selbst immer und in allen Fällen mit der Curettage das Auslangen fanden, muß hier nochmals betont werden, daß die Art der Veränderungen sehr von der Strahlenapplikation abhängt und die Methode vielleicht bei Fällen, die keinerlei Heilungstendenz zeigen, anzuwenden ist.

X. Anhang

Technik der urologischen Untersuchungsmethoden

Intravenöses Pyelogramm. Für das präoperative routinemäßig angefertigte Pyelogramm genügen die üblichen Aufnahmen nach 7, 15 und 30 min. Nur im Falle einer Abflußstörung sind ergänzende Spätaufnahmen notwendig. Die erste Spätaufnahme wird nach einer Std und weiter individuell in Abständen von 1 bis zu insgesamt 4 bis 6 Std angefertigt, bis der Ort des Abflußhindernisses klar erkennbar ist. Besonders Abflußhindernisse im distalen Harnleiter können auf diese Weise gut zur Darstellung gebracht werden.

Entleerungsstörungen funktioneller Art (s. Abschnitt Störungen des Harntransportes) können nur durch Spätaufnahmen aufgedeckt werden. Verdünnungen des Kontrastmittels durch Harn und Retroperistaltik verursachen ein längeres Verweilen des Kontrastmittels im Harnleiter. Eine vorzeitig abgebrochene intravenöse Pyelographie kann über die tatsächliche Entleerungsstörung, besonders im kompensierten Stadium hinwegtäuschen und einen völlig normalen Befund liefern.

Spätaufnahmen (zumindest nach 2 Std) sollten daher postoperativ routinemäßig durchgeführt werden. Individuelle Zeitabstände zwischen den einzelnen Aufnahmen des Ausscheidungsurogramms ermöglichen eine viel bessere Lokalisierung mechanische bedingter Harnabfluß-hindernisse, als dies durch eine retrograde Pyelographie möglich ist. Diese sollte wegen der stets vorhandenen Gefahr einer Harninfektion und eines Ödems des Harnleiters möglichst vermieden werden.

Retrograde Pyelographie

Die Lokalisierung eines mechanischen Hindernisses (Ödem, Knickbildung oder Kompression von außen) erfolgt durch langsames zentimeterweises Vorschieben eines Ureterkatheters, am besten ohne Mandrin. Da das Hindernis oftmals ohne merklichen Widerstand überwunden wird, kann durch den plötzlich abtropfenden Harn die Höhe des Stops erkannt und an der Centimetereinteilung abgelesen werden. Eine einwandfreie röntgenologische Darstellung der darüberliegenden Abschnitte gelingt durch langsames Einspritzen von Kontrastmittel, Abklemmen des Ureterkatheters und Aufnahme 10 min später. Das am Ureterkatheter vorbeifließende Kontrastmittel bringt Harnleiterwandveränderungen gut zur Darstellung. Der anschließend wieder geöffnete Ureterkatheter kann dann mit einem Antibioticum gespült werden und verbleibt bis zur Wiederherstellungsoperation. Eine trotz aller Vorsicht beim Ureterkatheterismus gesetzte Infektion wird hierdurch nicht manifest.

Kontrastmitteldarstellung der Blase

Zur Erkennung extravesicaler entzündlicher oder neoplastischer, auf die Blase übergreifender Prozesse wird zum Abschluß der intravenösen Pyelographie eine Blasenaufnahme im schrägen und a.p.-Strahlengang angefertigt. Verdrängungen des gesamten Blasenschattens, Eindellungen oder Defekte des Füllungsbildes sind auf diese Weise meist gut erkennbar und müssen nur im Zweifelsfall durch eine Cystographie vervollständigt werden. Die Cystographie ermöglicht in erster Linie die Abgrenzung extravesicaler entzündlicher oder raumfordernder Prozesse gegenüber den intravesicalen, die Schleimhaut betreffenden Entzündungsprozessen. Mit Hilfe der Doppelkontrastcystographie (ZINGG und MARANTA) ist eine einwandfreie Konturendarstellung des Blasenschleimhautreliefs möglich.

Technik der Doppelkontrastcystographie

In die leere, sauber gespülte Blase werden durch einen Nelatonkatheter von Char. 2 bis 4 im Zeitraum von 5 bis 7 min unter leichtem Druck 10 cm³ Dionosil injiziert. In den darauffolgenden Minuten werden die Patienten am Tisch gedreht, um eine möglichst gleichmäßige Verteilung des Kontrastmittels in der Blase zu erreichen. Im Anschluß erfolgt die Füllung mit 100 cm³ Luft. Nach abermaliger Drehung des Patienten wird eine a.p. und eine schräge Aufnahme gemacht.

Lymphographie

In der ersten Interdigitalfalte wird beiderseits am Fußrücken ein Depot 1%iges Lokalanaestheticum ohne Adrenalinzusatz gesetzt. Diese Menge sollte nicht überschritten werden, um den anschließend in einer Menge von 0,5 cm³ injizierten 11%igen Farbstoff „Patentblauviolett" nicht unnötig zu verdünnen. Es ist notwendig, den Originalfarbstoff zu verwenden, der ausschließlich durch das Lymphgefäßsystem abtransportiert wird, während ähnliche Farbstoffe auch über die Blutcapillaren abtransportiert werden, wodurch einerseits die Unterscheidung zwischen Blut- und Lymphgefäßen schwerfällt, andererseits eine intensive Blaufärbung der Haut auftritt, die erst nach mehreren Tagen schwindet.

Im Gegensatz zu anderen Autoren führen wir die Hautincision in unmittelbarem Anschluß an die Farbstoffinjektion durch. Die später eintretende Färbung der Adventitia der Lymphgefäße kann die Punktion des Lumens erschweren. Die Darstellung des medialen Lymphgefäßbündels am Unterschenkel gelingt am besten durch quere Incision in Höhe des Sprunggelenks über den Sehnen des M. tibialis ant. und extensor hallucis longus. Hier verlaufen die subcutanen Gefäße auf engem Raum zusammengedrängt. Bei einem einzigen Patienten konnten wir in dieser Region keine Lymphgefäße finden, sie verliefen ausschließlich über das laterale Bündel. Bei der Präparation soll nicht zuviel von der Adventitia der Lymphgefäße entfernt werden, die sonst nur allzuleicht während der Punktion abreißen. Das Lymphgefäß wird mit einem vorgeknüpften Faden gestaut und der Fußrücken zentralwärts massiert. Durch die lokale Lymphstauung wird bei den oft sehr zarten Lymphgefäßen der Frauen eine Punktion erleichtert. Die Punktion wird mit der von RÜTTIMANN angegebenen Kanüle durchgeführt.

Zur Fixation wird ein Zwirnfaden verwendet, Perlon- und Seidenfäden sind zu diesem Zweck ungeeignet, da sie elastisch sind. Bei besonders zarten Gefäßen hat sich eine kleine längsgeschlitzte Bleikugel, die einfach an die im Lymphgefäß steckende Kanüle geklemmt wird, ausgezeichnet bewährt. Die Verbindung zwischen Kanüle und Injektionsspritze erfolgt über einen Polyäthylenschlauch, der mittels Luerlockansatz an der Nadel befestigt wird. Während das Lymphsystem durch eine Injektionsmaschine, welche 10 cm^3 des öligen Kontrastmittels in 120 min in die Lymphgefäße einbringt und sich bei Erhöhung des Druckes automatisch ausschaltet, aufgefüllt wird, bleibt die Wunde wegen einer eventuell notwendigen Revision offen und wird mit einem mit Antisepticum getränkten Tupfer bedeckt. Nach der Injektion des Kontrastmittels verschließen wir die Wunde durch plastische Rückstichnähte und vermeiden es, Ligaturen in die Tiefe zu versenken.

Instrumentarium

Bei der Wahl des Instrumentariums für Untersuchungen vor und nach gynäkologischen Eingriffen sollen die besonderen Umstände, unter denen die Untersuchungen erfolgen, berücksichtigt werden. So ist z. B. die Feststellung, ob und inwieweit die Blasenwand in das entzündliche oder neoplastische Geschehen der Umgebung miteinbezogen ist, wichtig. Die Cystoskopie soll daher bei kontinuierlich zunehmender bzw. abnehmender Füllung der Blase vorsichgehen, um eine genaue Information über das eventuelle „Zurückbleiben" einzelner befallener Blasenabschnitte zu bekommen (dynamische Cystoskopie).

Für die Diagnose der „Sphincterstarre" ist überdies bei wechselnder Füllung und Entleerung die Anwendung einer Weitwinkeloptik unerläßlich. Darüber hinaus soll die optische Einrichtung des Instrumentes die Untersuchung bei sehr kleiner Kapazität etwa bei Pancystitis oder Schrumpfblase sowie eine Beurteilung der Lage der Harnleiterostien zu den Rändern einer bestehenden Vesicovaginalfistel ermöglichen. Auch unter ungünstigen Umständen, wie schwerer fibrinöser Entzündung mit Inkrustationen und herabgesetzter Kapazität muß das Einführen eines Ureterkatheters möglich sein. Die Wahl wird daher auf ein Spülcystoskop mit einer entsprechend starken Lichtquelle und einem nicht zu zarten Schaft fallen (am besten eignet sich für die postoperativen Untersuchungen ein Instrument Char. 22), um einen gezielten Spülstrahl, gute Sichtverhältnisse und das Erkennen feiner Farbnuancen zu erlauben. Eine auswechselbare prograde und retrograde Optik (Weitwinkeloptik) ermöglicht darüber hinaus eine gute Übersicht der ganzen Blase sowie die Beurteilung des Übergangs vom inneren Blasenmund zur Harnröhre.

Für operative Eingriffe soll die Wahl schon aus wirtschaftlichen Gründen auf ein möglichst universelles Instrument fallen. Der Schaft des Instrumentes soll im Zusammenhang mit einer dazugehörigen Absaugspritze die schnellstmögliche Entleerung einer mit Blut gefüllten Blase (Blasentamponade), so z. B. bei Blutungen aus teleangiektatischen Gefäßen bei Strahlenschäden erlauben. Im unmittelbaren Anschluß an die Evakuation kann dann durch Einsatz des Elektrotoms mit einer Kegelsonde die direkte gezielte Coagulation kleinster spritzender Gefäße und damit eine exakte Blutstillung erfolgen. Die Kegelsonde soll auch gegen eine Curette austauschbar sein, die die Entfernung von Inkrustationen beim Ulcus radiologicum der Blase ermöglicht. Das Instrument soll zugleich der Elektroresektion des inneren Blasenmundes bei Sphincterstarre, also der Resektion auf engstem Raume dienen. In aufgezeigter Ausstattung können mit Hilfe eines einzigen Instrumentes sämtliche operativen endovesicalen Eingriffe durchgeführt werden.

Harnableitung am Krankenbett

Der einmalige Katheterismus vor und nach gynäkologischen Operationen sowie das Einlegen eines Dauerkatheters zählt zu den verantwortungsvollsten Aufgaben und ist hinsichtlich der Sterilität einem chirurgischen Eingriff gleichzusetzen. Auf die Gefahren und tödlichen Folgen der Harninfektion bei operierten Patientinnen wurde hingewiesen. Es sei vorweggenommen, daß der Blasenkatheterismus unter sterilen Kautelen bei der Frau niemals von einer Person allein gemacht werden kann. Das Spreizen der Labien durch eine Hilfsperson und die sorgfältige

Reinigung der äußeren Harnröhrenmündung sollten ebenso selbstverständlich sein wie die besonderen Anforderungen hinsichtlich der Sterilität des Katheters. Eingehende bakteriologische Untersuchungen zeigten, daß die Sterilisierung mehrfach verwendeter Gummikatheter auf unüberwindliche technische Schwierigkeiten stößt und in den aufgeschnittenen, ausgekochten Kathetern noch immer pathogene Keime nachzuweisen sind. Gassterilisierte Kunststoffkatheter in Plastikhüllen verpackt und für den einmaligen Gebrauch bestimmt, sind eine absolute Voraussetzung. Diese wird nebenbei durch neuere Berechnungen über die Wirtschaftlichkeit gegenüber komplizierten und trotzdem unsicheren Sterilisationsmaßnahmen für mehrfach gebrauchte Katheter (einschließlich Aufbewahrung) unterstrichen.

Ähnliche, noch strengere Kautelen müssen bei der Verwendung von Dauerkathetern beobachtet werden. Für das Einführen gilt das bereits beim einfachen Katheterismus Gesagte. Das Material, aus dem der verwendete Dauerkatheter hergestellt wird, muß geschmeidig sein. Am geeignetsten sind Ballonkatheter für den einmaligen Gebrauch. Sämtliche Dauerkatheter mit Spitzen oder Kanten sind ungeeignet, da die Blasenschleimhaut nach radikalen Operationen gegenüber Fremdkörperreizen besonders empfindlich ist.

Die Harnableitung soll im geschlossenen System erfolgen. Dies bietet die sicherste Gewähr, trotz liegendem Dauerkatheter, eine Harninfektion möglichst lange hintanhalten zu können. Die Spülung im geschlossenen System schließt außerdem unsachgemäße Handlungen des Hilfspersonals weitgehendst aus. Es ist zu berücksichtigen, daß bei vesicoureteralem Reflux infizierter Harn unter Druck in das Nierenhohlsystem gelangt. Blasenspülungen dürfen daher nur mit kleinen Mengen unter geringem Druck ausgeführt werden. Neben jedem Bett muß eine Schale mit antiseptischer Lösung stehen. Beim Aufstehen der Patienten muß der Stöpsel aus der Lösung genommen werden, das Katheterende gereinigt und dann abgestöpselt werden. Die sterile Ableitung einer Harnleiterverweilsonde erfolgt durch Einschieben in einen dickeren Kunststoffschlauch, in dem sich das Ende frei bewegen kann. Dies verbürgt eine wesentlich sicherer Ableitung, als wenn er frei in der Urinflasche zwischen den Beinen der Patientin liegt. Ureterdauerkatheter können unbesorgt bis zu 20 Tagen liegen gelassen werden. Das Herausgleiten wird durch Befestigung am Blasenkatheter verhütet.

Die urologische Untersuchung vor einer radikalen gynäkologischen Operation

Die präoperative urologische Diagnostik soll sich auf die Untersuchung des Harns (Harnsediment, Harnkultur und Resistenzbestimmung), das intravenöse Pyelogramm und die dynamische Cystoskopie erstrecken. Das Ergebnis dieser drei Untersuchungen ermöglicht eine hinreichende Beurteilung der Nierenfunktion, abgelaufener oder bestehender Entzündungen mit Lageveränderungen des Ureters und Zusammenhängen zwischen der Grundkrankheit und dem uropoetischen System. Die genannten Voruntersuchungen sind beim Auftreten von urologischen Komplikationen als Vergleichsbasis unerläßlich.

Ist das präoperative Pyelogramm normal, die Blasenschleimhaut unauffällig und der Harn steril, so besteht von urologischer Seite gegen die geplante Operation kein Einwand. Obgleich die zeitgerechte Kontrastmittelausscheidung (7 bis 10 min nach Kontrastmittelinjektion) eine sehr begrenzte Auskunft über die Nierenfunktion gibt, reicht dieser Befund zusammen mit der Kreatininbestimmung aus, um in der Praxis einen schwereren Nierenparenchymschaden auszuschließen. Besondere Beachtung bedürfen geringfügige anatomische Veränderungen am Hohlsystem, z. B. ein hoher oder spitzwinkeliger Ureterabgang mit relativem Harnabflußhindernis. Diese Patienten neigen postoperativ zu Komplikationen am Ort der bisher symptomlosen anatomischen Irregularität, wenn veränderte Abflußverhältnisse die gerade noch im Gleichgewicht befindliche Kompensation stören. Hydronephrosen können bei diesen Patientinnen postoperativ gehäuft beobachtet werden. Eine präoperativ aufgedeckte chronische Pyelonephritis mit Einschränkung der Nierenfunktion bzw. mit Verlust an Nierenparenchym erfordert weitere Nierenfunktionsproben und stellt bei Grenzwerten eine Operationskontraindikation bzw. eine Indikation zur Strahlentherapie dar. Derartige Patienten sind nur bedingt renal belastbar, und die Grenze ihrer renalen Leistungsfähigkeit im Zusammenhang mit Operationsschock und etwaigen postoperativen Komplikationen ist schwer vorauszusagen. Bei strahlenunempfindlichen Tumoren und Operation aus vitaler Indikation ist postoperativ eine laufende Elektrolytuntersuchung und sorgfältige Infusionstherapie entscheidend.

Kongenitale Mißbildungen, wie Beckennieren, Harnleiterverdoppelungen usw. können größtenteils nur durch das intravenöse Pyelogramm aufgedeckt werden. Ihre rechtzeitige Erkennung trägt zur Verhütung intraoperativer Zwischenfälle bei (nach MORRISON in 6,4% aller Fälle).

Für die Beurteilung der topographischen Beziehungen von Tumor und Blase ist die Cystoskopie unter langsamer Füllung der Blase (dynamische Cystoskopie) unerläßlich. Auf diese Weise kann bei Verzögerungen in der Aufdehnungsphase und dem Zurückbleiben eines Blasenwandanteils mitunter eine Adhärenz zwischen Tumor und Blase aufgedeckt werden. Die genaue Kenntnis der Lage der Ureterostien kann bei einer später notwendigen Sondierung, die durch Entzündung und Ödembildung der Blasenschleimhaut erschwert wird, von Bedeutung sein.

Die Harnuntersuchung vervollständigt schließlich den Untersuchungsgang. Vergleiche zwischen der prä- und postoperativen Harnkultur sind darüber hinaus geeignet, defekte Punkte in dem System, das zur Erhaltung der Sterilität errichtet wurde, aufzudecken. Für die antibiotische Therapie ist ihr Wert beschränkt.

Die urologische Kontrolle nach radikalen gynäkologischen Operationen

Eine Reihe aus der Erfahrung an einem großen Krankengut gewonnener Hinweise soll die Art und Weise sowie Frequenz der postoperativen urologischen Kontrollen näher erläutern. Patientinnen, die restharnfrei, mit klarem Harn und normalem intravenösem Pyelogramm nach Hause entlassen werden und bei denen keine Nachbestrahlung in Aussicht genommen ist, bedürfen anläßlich der routinemäßigen gynäkologischen Untersuchung — in dreimonatigen Abständen — zunächst nur der Restharn- und Harnsedimentkontrolle. Der Spontanharn wird durch Meadstream aufgefangen, um bei restharnfreien Patientinnen eine Harnanalyse machen zu können. Bei Patientinnen mit einem normalen Entlassungsbefund sind urologische Spätkomplikationen nicht zu erwarten. Diese sind allgemein eine Weiterentwicklung von im Zeitpunkt der Entlassung übersehenen pathologischen Befunden. Nach einem Jahr wird, bei normalen vierteljährlichen Befunden, abschließend ein intravenöses Pyelogramm, eine Cystoskopie sowie eine Restharn- und Sedimentkontrolle durchgeführt. Nach diesem Zeitpunkt ist im allgemeinen weder mit einem späten Auftreten von Restharn noch einer narbigen Verziehung der Ureteren zu rechnen.

Patientinnen, die restharnfrei, aber mit infiziertem Harn, bei normalem Pyelogramm mit einem entsprechenden Harndesinfektionsmittel entlassen werden, müssen in zwei- bis dreiwöchentlichen Abständen bis zum Sterilwerden des Harns kontrolliert werden. Die Langzeitbehandlung wird erst abgesetzt, wenn der Harn durch mindestens drei Kontrollen hin steril geblieben und das intravenöse Pyelogramm unauffällig ist. Diese Patientinnen neigen mitunter zur „späten Restharnbildung" und müssen in dreimonatigen Abständen bis zu einem Jahr in dieser Hinsicht kontrolliert werden.

Erfolgt die Entlassung mit erweitertem Nierenhohlsystem bei Restharnfreiheit und klarem Harn sowie normalem cystoskopischen Befund, wird das intravenöse Pyelogramm nach 3 Monaten kontrolliert. Bis zu diesem Zeitpunkt zeigen temporäre Dilatationen spontane Rückbildung. Die Verhütung der Harninfektion steht bei diesen Fällen an der Spitze aller therapeutischen Bemühungen.

Die Durchsicht des eigenen Krankengutes bestätigte die Ansicht, daß akut auftretende Komplikationen im Harntrakt bei normalem Entlassungsbefund und auf obige Weise kontrollierten Patientinnen im allgemeinen durch das Fortschreiten des Carcinoms bedingt sind. Nur in den seltensten Fällen kommt es nach Jahren zu einer narbigen Stenose der Harnleiter. Besonderer Aufmerksamkeit bedürfen Patientinnen, die nachbestrahlt werden. Die Bestrahlung darf grundsätzlich nur bei völlig normalem urologischen Schlußbefund nach der Operation durchgeführt werden. Mit einer neuen Bestrahlungsserie sollte nicht ohne vorherige Kontrolle des intravenösen Pyelogramms, der Cystoskopie und des Harnbefundes begonnen werden.

Nach Abschluß der Röntgenbehandlung werden die Patientinnen in dreimonatigen Abständen, nach einem Jahr in halbjährlichen Abständen, bis insgesamt 3 Jahre nach der Operation untersucht. Die Kontrollen erstrecken sich auf die Harnuntersuchung sowie ein intravenöses Pyelogramm einmal jährlich.

Literatur

I. Anatomische Vorbemerkungen

HALTER, G., u. W. PLATZER: Die Blutversorgung des Ureters in Beziehung zu den verschiedenen Methoden der Ureterpräparation bei der Radikaloperation des Collumcarcinoms. Internationale Foederation für Gynäkologie und Geburtshilfe. III. Weltkongreß, Wien, Bd. I, Berichte S. 162, Sept. 1961.

MEIGS, J. V.: Surgical treatment of cancer of the cervix. New York: Crune and Stratton 1959.

RENYI-VÁMOS, F.: Das innere Lymphsystem der Organe. Budapest: Verlag Ungarische Akademie der Wissenschaften 1960.

TORBEY, K., and W. F. LEADBETTER: Innervation of the bladder and lower ureter. J. Urol. (Baltimore) **90**, 395 (1963).

II. Störungen des Harntransports

ANDLER, R.: Die Atonie des Harnleiters mit Dilatation und Hydronephrose, ihr klinisches Vorkommen und ihre tierexperimentelle Erzeugung. Z. urol. Chir. **17**, 298 (1925).

BAKER, R., and J. HUFFER.: Elektromyography in normal and transplanted ureter. Amer. J. Physiol. **175**, 381 (1953).

BENJAMIN, J. A., J. J. BETHEIL, V. M. EMMEL, G. RAMSEY, and J. S. WATSON: Observations on ureteral obstruction and contractility in man and dog. J. Urol. (Baltimore) **75**, 25 (1956).

BLATT, P.: Erzeugung von dynamisch funktionell bedingten Hydronephrosen durch Sympathektomie am Ureter. Z. urol. Chir. **25**, 148 (1928).

BOYARSKY, S., and J. MARTINEZ: Ureteral Peristaltic pressures in dogs with changing urine flows. J. Urol. (Baltimore) **87**, 25 (1962).

BRANDSTETTER, F., u. H. HASCHEK: Dynamische Entleerungsstörungen der oberen Harnwege. Zbl. Gynäk. **79**, 972 (1957).

BÜSCHER, H. K., u. A. GACA: Störungen der Harnleiterdynamik nach Ureterplastik und Kontinuitätstrennung. Chirurg. **31**, 70 (1960).

DE LUCA, F. G., O. SWENSON, and B. SMYTH: The effect of chronic mechanical obstruction on Ureteral peristalsis. J. Urol. (Baltimore) **85**, 497 (1961).

FINKLE, L., S. J. KARG, and D. R. SMITH: Ureteral atony and hydronephrosis following periureteral fibrosis in dogs. J. Urol. (Baltimore) **87**, 535 (1962).

Guze, L. B., and W. O'Shea: Experimental hydronephrosis produced by beta irradiation of the ureter. J. Urol. (Baltimore) **79**, 801 (1958).

Heckenbach, W.: Zur Frage der Harnleiterdynamik. Z. Urol. **27**, 207 (1933).

Hryntschak, Th.: Zur Anatomie und Physiologie des Nervenapparates der Harnblase und des Ureters. Z. urol. Chir. **18**, 86 (1935).

Kairis, Z.: Die Entleerungsstörungen der oberen Harnwege. Handbuch der Urologie, Bd. VIII, 1. Berlin-Göttingen-Heidelberg: Springer 1962.

Kretschmer, H. L., and W. G. Hibbs: A study of the vesical and of the ureter in hydronephrosis; a report of 15 cases. Surg. Gynec. Obstet. **57**, 170 (1933).

Kümmel, H.: Ureter-Structur. Z. Urol. **23**, 407 (1929).

Lapides, J.: Physiologie of intact human ureter. J. Urol. (Baltimore) **59**, 501 (1948).

Lichtenauer, F.: Experimentelle Untersuchungen zur Kenntnis der Nierenbecken-Harnleiter-Erweiterung. Z. Urol. Sonderheft **49**, (1949).

Lutzeyer, W.: Harnleiterdruckmessung. Urol. int. (Basel) **16**, 1 (1963).

Maluf, N. S. R., and B. Halpert: Structural components of ureteral enlargement caused by obstruction. Surg. Gynec. Obstet. **102**, 27 (1956).

Melick, W. F., J. J. Nayka, and J. H. Schmidt: Experimental studies of ureteral peristaltic patterns in the pig. J. Urol. (Baltimore) **85**, 145 (1961).

Minder, J.: Über die Hydronephrose auf Grund klinischer und experimenteller Erfahrungen. Z. urol. Chir. **31**, 173 (1931).

Murnaghan, G. F.: Experimental investigation of the dynamics of the normal and dilated ureter. Brit. J. Urol. **29**, 403 (1957).

Plaggemeyer, H. W.: Fracture of spine in relation to kidney function, J. Urol. (Baltimore) **6**, 183 (1921).

Puhl, H.: Die primäre Dilatation des Harnleiters. Z. Urol. **28**, 256, 328 (1934).

Rattner, W. H., S. Fink, and J. J. Murphy: Pressure studies in the human Ureter and renal pelvis. J. Urol. (Baltimore) **78**, 359 (1957).

Ruland, L.: Die Innervation des Nierenbeckens und des Harnleiters bei tonogenen Funktionsstörungen. Z. Urol. **49**, 697 (1956).

Rutishauser, G., u. P. Graber: Zur Harnwegsdynamik bei wechselndem Urinfluß. Urol. int. (Basel) **16**, 16 (1963).

Smith, C. K., and N. F. Ockerblad: Partial Obstruction of the Ureter. J. Urol. (Baltimore) **19**, 347 (1928).

Smith, E., and A. Strassberg: The upper urinary tract in cases of neurogenic bladder. J. Urol. (Baltimore) **49**, 803 (1943).

Swenson, O., J. H. Fisher, and B. T. Smyth: Studies of normal and abnormal Ureteral Peristalsis by manometric tracings in 231 Patients. Med. J. Aust. **2**, 805 (1959).

Schoen, R., u. H. Ebster: Untersuchungen über die Dynamic der Harnleiter beim Menschen. Dtsch. Arch. klin. Med. **173**, 40 (1932).

Stein, J., and S. R. Weinberg: A histologic study of the normal and dilated ureter. J. Urol. (Baltimore) **87**, 33 (1962)

Veermooten, V., and B. C. Wheeler: Ureteral stricture. An experimental Study: Some observation on the Ureter above a point of partial obstruction. J. Urol. (Baltimore) **24**, 269 (1930).

Warthon, R.: The innervation of the ureter. J. Urol. (Baltimore) **28**, 639 (1932)

Weinberg, S. R.: Activity of ureter after surgery. J. Urol. (Baltimore) **80**, 326 (1958).

IV. Klinik der Harnabflußstörungen

Artner, J., F. Brandstetter und A. Schimatzek: Neue Gesichtspunkte bei der Behandlung urologischer Komplikationen in der Gynäkologie. Zbl. Gynäk. **83**, 1269 (1961).

BÖCKLER, H.: Über postoperative Veränderungen der oberen Harnwege nach der Wertheimschen Radikaloperation. Geburtsh. u. Frauenheilk. **21**, 888 (1961).

BRANDSTETTER, F.: Entzündliche urologische Komplikationen nach gynäkologischen Operationen. Medizinische **1957**, 1151—1154.

— Behandlungen urologischer Komplikationen nach Wertheimscher Radikaloperation. Urol. int. (Basel) **3**, 25 (1956).

BURNS, E., and J. PEISER: The treatment of urologic complications in gynaecology. J. Urol. (Baltimore) **75**, 438 (1956).

BUSSE, O., u. H. MUTH: Über Funktionsveränderungen von Ureter und Blase nach der Wertheimschen Radikaloperation. Zbl. Gynäk. **79**, 114 (1957).

CABOT, H. C., and E. G. CRABTREE: The etiology and pathology of non-tuberculous renal infektions. Surg. Gynec. Obstet. **23**, 495 (1916).

CIBERT, J., L. DURAND et A. SOLER: Les complications urinaires des therapeutiques actuelles du cancer uterin. J. Urol. méd. chir. **62**, 305 (1956).

CHRISTENSEN, A., and P. LANGE: Urologic and other complications following radical hysterectomy for cancer of the cervix and pelvic lymphadenectomy. Urol. int. (Basel) **2**, 80 (1956).

DARGENT, M., J. PAPILLON, J. F. MONTAARBON et G. COSTAZ: Etude systématique de l'urographie pré et post opératoire chez les malades traitées par association radium-chirurgie pour cancer du col. Lyon Chir. **51**, 711 (1956).

DIEHL, W. K., and J. J. HUNDLEY: Urinary tract dranges in cervical carcinoma. Surg. Gynec. Obstet. **87**, 705 (1948).

DREXLER, L. S., and W. E. HOWES: Ureteral obstruction in carcinom of cercix. Amer. J. Obstet. Gynec. **28**, 197 (1934).

FRISCHKORN, H. B.: Roentgenographie behavior of the ureter. Amer. J. Roentgenol. **75**, 877 (1956).

HANAFEE, W., R. G. OTTOMANN, and St. P. WILK: Roentgen diagnosis of urinary complications following radical hysterectomy and pelvic lymphnode dissection. Radiology **70**, 46 (1958).

HECKENBACH, W.: Über Verengung des Harnleiters bei gynäkologischen Erkrankungen. Z. Urol. **25**, 932 (1931).

HOHENFELLNER, R., u. H. JANISCH: Komplikationen am uropoetischen System nach Wertheimscher Radikaloperation. Geburtsh. u. Frauenheilk. **23**, 267 (1963).

— — Zur Prophylaxe urologischer Komplikationen nach Wertheimscher Radikaloperation. Geburtsh. u. Frauenheilk. **24**, 1101 (1964).

KÄSER, O., u. F. A. IKLE: Urologische Komplikationen bei der Operation des Kollumcarcinoms. Dtsch. med. Wschr. **86**, 2465 (1961).

KELLY, J. W. M., L. PARSONS, G. H. FRIEDELL, and S. C. SOMMERS: A pathologic study in 55 Autopsies after radical surgery for cancer of the cervix. Surg. Gynec. Obstet. **110**, 423 (1960).

KLIMEK, W., and W. LEMBRYCH: Early changes in the urinary system after operation employing Wertheim technique. Ginek. pol. **32**, 329 (1961).

KRAATZ, H.: Die urologischen Komplikationen bei der Therapie des Kollumcarcinoms. Münch. med. Wschr. **102**, 2287, 2297 (1960).

MAGENDIE, J., et R. BALLANGER: Le traitment des Complications Urinaires de la radiochirurgie du cancer du col uterine. J. Urol. méd. chir. **65**, 11 (1944)

MEDINA, J. B., J. R. AZEVEDO und J. GALLUCCI: Urologische Komplikationen als Folge der operativen Behandlung des Kollumcarcinoms. Zbl. Gynäk. **82**, 289 (1960).

v. MIKULICZ-RADECKI F. V. und K. H. BRUNTSCH: Gynäkologische Urologie. Gynaecologia (Basel) **145**, 62 (1958).

MÜLLER, H. G., u. K. A. HÜTER: Treten vesico-ureterale Reflexerscheinungen beim carcinoma colli uteri auf? Zbl. Gynäk. **81**, 260 (1959).

MIAHARA, M.: Funktionsstudium an der Ureterfistelniere bei Bestrahlung mit harten Röntgenstrahlen. Mitt. jap. Ges. Gynäk. **32**, H. 1, (1937).

NARIK, G., u. E. KOJER: Das funktionelle Verhalten des Harnapparates nach Radikaloperationen wegen carcinoma colli uteri. Klin. Med. **6**, 248 (1951).

PAHL, R.: Die verkürzte Lebensdauer bei Collumcarcinom in Kombination mit Ureter- oder Nierenstauung und deren Differentialdiagnose. Geburtsh. u. Frauenheilk. **18**, 1445 (1958).

PIERROT, W.: Urologische Komplikationen nach Radikaloperation während der letzten 10 Jahre an der Univ.-Frauenklinik Halle. Zbl. Gynäk. **78**, 211 (1956).

POCKRANDT, H.: Die Funktionsstörungen der Blase und der oberen Harnwege nach gynäkologischen Krebsoperationen. Zbl. Gynäk. **83**, 1781 (1961).

RUSCHE, C.: Diagnosis of urologic complications in Gynecology. J. Urol. (Baltimore) **75**, 433 (1956).

SAUER, H.: Über Ureterotonie. Arch. klin. Chir. **166**, 659 (1931).

SEAMON, J. A.: Urological complications of carcinoma of the cervix. Urol. cutan. Rev. **44**, 740 (1940).

SOLOMONS, E., E. J. LEVIN, J. BAUMANN, and J. BARON: A pyelographie study of ureteric injuries sustained during hysterectomy for benign conditions. Surg. Gynec. Obstet. **111**, 41 (1960).

SUTTORA, T.: Alterazioni dell'apparato urinario dopo attinoterapia per carcinoma del collo uterino. Riv. ital. Ginec. **35**, 272 (1952).

TALBOT, H. S.: Role of ureter in pathogenesis of ascending Pyelonephritis. J. Amer. med. Ass. **168**, 1595 (1958).

VERMOOTEN, V., W. H. VAN WART, and E. P. J. KEARNY: Ureteral Stricture. J. Urol. (Baltimore) **19**, 341 (1928).

ZORN, W.: Differentialdiagnose und Therapie der Blasenentleerungsstörungen nach Wertheimscher Radikaloperation. Geburtsh. u. Frauenheilk. **17**, 180 (1957).

V. Stenosen uud Fisteln des Harnleiters

ANSELMINO, K. J., u. J. TURANLI: Über Prednisonbehandlung von Ureterstrikturen nach Schauta-Operation. Geburtsh. u. Frauenheilk. **21** 878 (1961).

ASCHNER, P. W.: Accidental injury to ureters and bladder in pelvic surgery. J. Urol. (Baltimore) **69**, 774 (1953).

BENSON, R. C., and F. HINMANN: Urinary tract injuries in obstetrics and gynecology. Amer. J. Obstet. Gynec. **70**, 467 (1955).

BRANDEN, F. VAN DEN: Uretervaginalfisteln nach Hysterektomie. J. belge Urol. **9**, 338 (1936).

CARTER, R. G.: Ureterovaginalfistula. J. Urol. (Baltimore) **71**, 200 (1954).

CHAPIRO, J. S.: Über die Verletzungen der Harnleiter bei den gynäkologischen Operationen. Akush. i. Ginek. **5**, 88 (1938).

DUFFY, D. B.: Surgical trauma of the ureter. Brit. J. Urol. **29**, 26 (1957).

EINZIG, O.: Ursache von Ureterstrikturen durch Kompression von alten Haematomen, Bindegewebssträngen usw. Z. Urol. **24**, 1 (1930).

FEINER, D.: Harnleiterverletzungen bei Operationen. Surgery **66**, 790 (1938).

GORYS, H. P.: Über Harnwegskomplikationen der vaginal radikal operierten Kollumcarcinome. Zbl. Gynäk. **83**, 1521 (1961).

GRAY, M. J., A. A. PLENL, and H. C. TAYLOR: The lymphocyst: a complication of pelvic lymphnode dissections. Amer. J. Obstet. Gynec. **75**, 1059 (1958).

GRÜNBERGER, V., H. KREMER und W. SCHNEIDER: Zur Frage der freien Netztransplantation denudierter Ureteren bei Wertheimscher Radikaloperation. Wien klin. Wschr. **71**, 589 (1959).

HELD, E.: Die chirurgische Behandlung des Collumcarcinoms. In Ber. 3. int. Kongr. Gynäk. Bd. I, Wien 1961.

HELD, Uretero- und Vesicovaginalfisteln. Gynaecologia (Basel) **153**, 147 (1962).

HEPLER, A. B.: Die Behandlung der operativen Verletzungen des Harnleiters. West. J. Surg. **48**, 486 (1940).

HUFNAGL, K.: Ureterstenose bei Collumcarcinom. Z. urol. Chir. **39**, 7 (1934).

KAU, Ch. Y.: Upper urinary system complications following Okabaysski's radical hysterectomie with lymphadenectomy for cervical cancer. Kimamoto med. J. **12**, 144 (1959).

LIU, W., and J. V. MEIGS: Radical hysterectomy and pelvic lymphadenectomy. Amer. J. Obstet. Gynec. **69**, 1 (1955).

LOUROS, N. C.: Zur Verhütung von Ureterfisteln nach abdominaler Radikaloperation des Collumcarcinoms. Geburtsh. u. Frauenheilk. **21**, 671 (1961).

MAGARA, M.: Die Chirurgie des Collumcarcinoms. Triangel (De.) **6**, 12 (1963).

MASTERSON, J. G.: An experimental study of ureteral injuries in radical pelvic surgery. Amer. J. Obstet. **73**, 359 (1957).

MAZZOLA, V. P., N. J. MAZZOLA, F. V. MITCHELL, D. FETTES, and J. BOTTONE: Ureteral injuries following total abdominal hysterectomy. Gazz. int. Med. Chir. **57**, 1363 (1953).

McIVER, R. B.: Injuries of the ureter and their management. J. Amer. med. Ass. **124**, 1116 (1944).

MICHAELS, J. P.: Study of ureteral blood supply and its bearing on necrosis of the ureter following the Wertheim operation. Surg. Gynec. Obstet. **86**, 36 (1948).

MITANI, Y., and K. ONO: The cause and prevention of ureteral fistula following radical panhysterectomy. Jap. J. Obstet. Gynec. **5**, 109 (1958).

MOONEN, W. A.: Late ureteral stricture following treatment of cervical cancer. Ned. T. Genesk. **103**, 2492 (1959).

MORRISON, J. K.: Ureter and Hysterectomy, including effects of gynecologic conditions of urinary tract. J. Obstet. Gynaec. Brit. Emp. **67**, 66 (1960).

NOREL, D. A. E.: Anatomy of the trigonum vesicae and the aetiology and treatment of spontaneous and traumatic obstetrical Urogenital fistulae. Vijmegen: Dekker a van de Vept **12**, 2395 (1956).

NORFLEET, C. M., L. E. FIZSIMMONS, L. C. SMITH, and K. P. CARLSON: Ureteral obstruction due to retroperitoneal lymphatic cyst. J. Urol.(Baltimore) 81, 737 (1959).

NOVAK, F.: Procedure for the reduction of the number of ureterovaginal fistulas after Wertheims operation. Amer. J. Obstet. Gynec. **72**, 506 (1956).

— , y L. LENART: Prevención de las fistulas uretervaginales en la operación de Wertheim. Obstet. Ginec. lat.-amer. **17**, 43 (1959).

PALMRICH, A. H.: Die Methode der Wertheim-Operation mit Lymphknotenentfernung an der I. Univ.-Frauenklinik Halle. Zbl. Gynäk. **78**, 211 (1956).

POCKRANDT, H.: Die direkten Verletzungen und sekundären Fisteln des Harntraktes nach gynäkologischen Radikaloperationen. Zbl. Gynäk. **83**, 1509 (1961).

REMÉ, H., u. G. ALTVATER: Ureterstenosen beim Genitalkarzinom der Frau. Zbl. Chir. **86**, 416 (1961).

RUTLEDGE, F., G. D. DODD, F. B. KASILAG, and M. D. HOUSTON: Lymphocysts: a complication of radical pelvic surgery. Amer. J. Obstet. Gynec. **77**, 1165 (1959).

SAINT-MARTIN, E. C., B. E. TRICKEL, J. H. CAMPBELL, and G. M. LOCKE: Uretéral enjuries in gynecologic surgery. J. Urol. (Baltimore) **70**, 51 (1953).

SPURNY, J.: Die Ureter-Scheidenfisteln bei der Wertheimschen Radikaloperation, von Mai 1943—1955. Zbl. Gynäk. **79**, 427 (1957).

STEFANIK, S.: Über Harnfisteln bei Frauen. Bratisl. lek. Listy **20**, 65 (1940).

SYMMONDS, R. E., and J. H. PRATT: Prevention of fistulas and lymphocysts in radical hysterectomy. Obstet. and Gynec. **17**, 57 (1961).

VAZ, O.: Fisteln der weiblichen Urogenitalregion. Rev. bras. Chirurg **24**, 369 (1952).

VI. Wiederherstellungsoperationen im Bereich des Harnleiters

AMBROSETTI, A.: Le fistole uretero-vaginale. Atti Soc. Obstet. Ginec. **2**, 291 (1956).

ANDERSON, H. v., C. v. HODGES, A. M. BEHNAM, and J. M. OCKER, jr.: Transuretero-Ureterostomy. Experimental and clinical experiences. J. Urol. (Baltimore) **83**, 593 (1960).

ASCHNER, P. W.: Accidental injury to ureters and bladder in pelvic surgery. J. Urol. (Baltimore) **69**, 774 (1953).

BADENOCH, A. W.: Injuries of the ureter. Proc. Roy. Soc. Med. **52**, 101 (1959).

BAIDIN, A.: Die Demelsche Harnleiter-Autoplastik mit Hilfe der Harnblase beim Menschen. Zbl. Gynäk. **54**, 3237 (1930).

BAIRD, H. H., and H. R. JUSTIS: Surgical injuries of the ureter and bladder. Amer. J. Med. **162**, 1357 (1956).

BARNES, R. W., and S. FARLEY: Reconstruction of lower segment of ureter with tube made from bladder flap. J. Urol. (Baltimore) **59**, 466 (1948).

BAZY, P.: Resultats éloigné de l'ureteroneostomie. Bull. Soc. Chirurgie Paris **51**, 902 (1953).

BLANCHI, F., e U. BORGHI: La Uretero-cisto-neostomia. Estratto da Urologia **13**, 135 (1963).

BOEMINGHAUS, H.: Transvesikale Reimplantation des Harnleiters. Z. Urol. **46**, 179 (1958).

— Wiederherstellung des Harnweges und künstliche Harnableitung bei Erkrankungen des Harnleiters. Stuttgart: Thieme 1953.

BONNIOT, Q., et Ph. ROCHET: Suture immédiale d'une sedtion de l'uretére: resultat élogné. J. Urol. Néphrol. **16**, 42 (1923).

BOVÉE, J. W.: A critical survey of ureteral implantation. Amer. J. Surg. **32**, 165 (1900).

BRUNSCHWIG, A., and H. C. FRICK: Urinary tract fistulas following radical Surgicale Treatment of carcinoma of the cervix. Amer. J. Obstet. Gynec. **72**, 279 (1956).

BUDNIOK, R., u. W. MÜLLER-MEERNACH: Zur Behandlung der Urin-Genitalfisteln. Zbl. Gynäk. **74**, 254 (1952).

BURNS, R. A.: Reconstruction of the lower ureter by a tube made from bladder flaps. J. Urol. (Baltimore) **74**, 348 (1955).

CALVI, P. G.: Ricerche sperimentali sulle utero-cistoneostomie. (Nota preventiva.) Boll. Soc. piemont. Chir. **8**, 629 (1938).

CARTER, R. G.: Ureterovaginal fistula. J. Urol. (Baltimore) **71**, 200 (1954).

CAUGHLAN, G. Y.: Uretero vaginal fistula; repair of ureteral defect by use of bladder flap. J. Urol. (Baltimore) **58**, 28 (1947).

CIBERT, J., et M. REVOL: Lésions traumatique de l'uretére. Paris: Masson 1958.

CONGER, K., and P. V. L. ROUSE: Ureteroplasty by the bladder flap technique. Report of two cases. J. Urol. (Baltimore) **74**, 488 (1955).

COPLAN, M. M., F. M. WOODS, and P. D. MELVIN: Surgical repair of the lower ureters and bladder which have been injured during pelvic surgery. J. Urol. (Baltimore) **73**, 790 (1955).

DEMEL, R.: Ersatz des Ureters durch eine Plastik aus der Harnblase. Arch. klin. Chir. **135**, 203 (1923).

— Der künstliche Ureter. Zbl. Chir. **51**, 2008 (1924).

DEUTICKE, P., u. A. SCHIMATZEK.: Über die Harnleiterumpflanzung (Ureterocystoneostomie). Z. Urol. **52**, 401 (1959).

DILLON, J. R.: Use of bladder pedicles as substitution for the lower ureter. J. Urol. (Baltimore) **83**, 583 (1960).

DODSON, A. J.: Some improvements in the technique of ureterocystostomy. J. Urol. (Baltimore) **55**, 225 (1946).

DOLFF, C.: Verbesserung der Ergebnisse der Ureterimplantation in die Blase mit Hilfe einer elastischen Fixation der Blase. Zbl. Gynäk. **74**, 1777 (1952).

DZIESZKO, W.: Die operative Heilung der Harnfisteln der Frau. Ginek. pol. **23**, 277 (1952).

EHRHARDT, K.: Einzeitige Implantation der beiden fistulären Harnleiter in die Blase. Geburtsh. u. Frauenheilk. **12**, 810 (1952).

ENGLUND, S., J. KORDUNER, and B. WESTIN: Accidental injury to the ureters and the bladder in gynaecological surgery. Acta obstet. gynec. scand. **38**, 68 (1959).

EYMER, H.: Die Harnfistelbehandlung in der Univ.-Frauenklinik, München. (seit 1. 5. 1934). Zbl. Gynäk. **18**, 1651 (1939).

FALK, H. C., and I. A. BUNKIN: Ureteral injuries; prevention and management during gynecologic surgery for benign disease. Obstet. Gynec. **4**, 4 (1954).

FLOCKS, R. H.: Ureterovesical anastomosis when the proximal portion of the Ureter is short. Canad. med. Ass. J. **55**, 574 (1946).

FORSSMANN, W.: Zur operativen Behandlung blasennaher Harnleiterengen. Zbl. Chir. **81**, 2412 (1956).

GACA, A., u. H. K. BÜSCHER: Plastische Operationen als organerhaltende Eingriffe bei der Behandlung von Ureterstenosen. Z. Urol. **53**, 157 (1960).

GANSE, R., u. R. HOHLBEIN: Früh- und Spätergebnisse nach intraperitonealer Ureterimplantation in die Blase. Zbl. Gynäk. **79**, 961 (1957).

GARIBALDI, B.: Contributo allo studio della tecnica e dei resultate della operazione de Boari. Urologia (Treviso) **23**, 565 (1956).

GOUVERNEUR, R., et A. DUFOUR: L'uretero-cysto-néostomie. Mém. Acad. Chir. **68**, 256 (1942).

—, et P. ABOULKER: Die Harnleiterdarmanastomosen. J. Chir. (Paris) **55**, 481 (1940).

GRAHAM, J. W., and J. C. COLIGHER: The management of accidental injuries and deliberate resections of the ureter during excision of the rectum. Brit. J. Surg. **42**, 151 (1954).

GREGOIR, W.: L'anastomose urétéro-vesicale latérale et la plastic tubulée. Acta urol. belg. **23**, 1 (1955).

GREY, D. N., P. FLYNN, and W. E. GOODWIN: Experimental methods of ureteroneocystostomy. J. Urol. (Baltimore) **77**, 154 (1957).

HAMM, F. C., and S. R. WEINBERG: Renal and ureteral surgery without intubation. J. Urol. (Baltimore) **73**, 475 (1955).

HELBING, W.: Zur intraperitonealen Verlagerung der Ureteren nach Novak bei der Wertheimschen Radikaloperation. Zbl. Gynäk. **83**, 1529 (1961).

HENDERSON, D. St. Cl. Reimplantation of the Ureter. Brit. J. Urol. **25**, 3 (1953).

HOHENFELLNER, R.: Fehler und Mißerfolge bei der Wiederherstellungschirurgie des distalen Harnleiters nach radikalen gynäkologischen Operationen. Urologe **5**, 351 (1963).

HOVNANIAN, A. P., B. PONCE DELEON, and P. NAFFAH: Two techniques of vesicoureteral anastomosis, an experimental study. J. Urol. (Baltimore) **90**, 46 (1963).

HUTCH, J. A., R. D. AYRES, and G. S. LOQUVAN: The bladder musculature with special reference to the ureterovesical junction. J. Urol. (Baltimore) **85**, 531 (1961).

JAROSCHKA, K.: Über doppelseitige Ureterfisteln und Ureterimplantation bei infizierter Niere. Zbl. Gynäk. **63**, 493 (1947).

JOMAIN, J.: Resultat éloigne d'une uretero-cysto-neostomie. J. med. chir. **55**, 947 (1950).

KAN, D. W.: Überbrückung eines Defektes im unteren Harnleiterdrittel durch einen gestielten Lappen aus der vorderen Seitenwand der Harnblase. Z. Urol. **56**, 382 (1963).

KARELA-CHILESE, R., J. VIQUEIRA-CASAL y O. SCHU: Lessiones chirurgicas de los ureteres. Pressa med. argent. **1954**, 2935.

KLOCKOV, I. O.: Schädigungen der Harnwege während gynäkologischer Operationen und Methoden ihrer Therapie. Peadiat. Akus. Ginec. **5**, 52 (1960).

KOLLWITZ, A. A.: Zur Ureterocystoneostomie. Urol. int. (Basel) **14**, 193 (1962).

KÜSS, R.: Chirurgie plastique et réparatrice de la voie excrétrice du rein. Paris: Masson 1954.

— Die Ureterplastik unter Verwendung eines Blasenlappens (38 Fälle). Urol. int. (Basel) **3**, 175 (1956).

— Néo uretère terminal par plastic vésicale pour fistule uretero-vaginale. J. Urol. Néphrol. **58**, 176 (1952).

—, et J. HOLZER: Plastic urétérale par lambeau vésical tubulée (opération de Boari). J. Urol. Néphrol. **59**, 578 (1953).

KULITZY, G.: Studies on spontaneous healing of artificial ureteral fistulae. Gynaecologia (Basel) **146**, 231 (1958).

LAFRANCE, L.: Urétéro-cysto-néostomie bilaterale. J. Urol. Néphrol. **60**, 237 (1954).

LANDAU, St. J.: Ureteroneocystostomy: A review of 72 cases with a comparison of two techniques. J. Urol. (Baltimore) **87**, 349 (1962).

LANDSTEINER, E. K.: Management of the surgically injured ureter. Surgery **98**, 653 (1954).

— Management of the surgically injured ureter. Surgery **98**, 653 (1954).

LEGER, L., et A. CAILLET: Résultat à distance — cinq années — d'une Urétérocysto-néostomie. J. Urol. Néphrol. **56**, 83 (1950).

LEVENTHAL, M. L., I. J. SHAPIRO, and A. J. PLATT: Ureteral injuries in gynecologic surgery. Amer. J. Obstet. **37** 797 (1939).

LUTZEYER, W.: Die Wiederherstellung des abdominalen Harnleiters nach Resektion im Tierexperiment. Verh. dtsch. Ges. Urol. 1955.

MANDELSTERN, A.: Zur Diagnostik und operativen Heilung von Ureterscheidenfisteln. Akush. i. Ginek. **11**, 126 (1937).

MAY, F.: Die Operation der tiefliegenden Ureterstenosen mit besonderer Berücksichtigung der Methode nach Boari in: „Leistungen und Ergebnisse der neuzeitlichen Chirurgie". Stuttgart: Thieme 1958.

MAYOR, G., u. H. EICHENBERGER: Zur Uretero-Cysto-Neostomie. Helv. chir. Acta **26**, 66 (1959).

McKAY, H. W., N. H. BAIRD, and H. R. JUSTIS: Management of ureteral injuries. J. Amer. med. Ass. **154**, 202 (1954).

MEIGS, J. V.: Surgical Treatment of cancer of the Cervix. New York: Grune and Stratton 1954.

MEZÖ, VON B.: Ersatz der unteren Hälfte des Ureters durch Blasenmobilisation und Blasenplastik. Dtsch. med. Wschr. **45**, 210 (1919).

— Physiologisch funktionierende Ureterimplantation in die Blase. Z. Urol. **37**, 44 (1943).

MICHON, L.: Treatment of strictures of the ureter by side to side anastomosis. Amer. Roy. Coll. Surg. **21**, 67 (1957).

MIKULICZ-RADECKI, F. v.: Über die Funktion des Ureterstumpfes sowie der oberen Harnwege nach Implantation des Ureters in die Blase. Zbl. Gynäk. **54**, 3216 (1930).

MOORE, Th. D.: The management of the surgically traumatized ureter. J. Urol. (Baltimore) **64**, 712 (1950).

MUTH, H.: Zur Therapie der Ureterscheidenfistel. Geburtsh. u. Frauenheilk. **18**, 64 (1958).

NIOSI, G. S.: Experimentelle Untersuchungen über die Neueinpflanzung des Harnleiters in die Blase. Clinica chir. **15**, 761 (1939).

NORDMANN, O.: Behandlung der Harnleiterstenosen und Fisteln mit dem T.-Drain. Zbl. Chir. **69**, 1015 (1942).

NOVARO, G. F.: Transperitoneale Implantation des Ureters in die Harnblase zur Behandlung der Harnleiterscheidenfistel. Wien. med. Wschr. **13**, 559 (1894).

OCKERBLAD, N. F.: Reimplantation of the ureter into the bladder by a flap method. J. Urol. (Baltimore) **57**, 845 (1947).

—, and H. E. CARLSON: Surgical treatment of uretero-vaginal fistula. J. Urol. (Baltimore) **42**, 263 (1939).

O'HEERON, M. K.: Bladder flap Ureteroplasty. Sth. med. J. (Bgham, Ala.) **49**, 1241 (1956).

PAQUIN, A. J. jr.: Ureterovesical anastomosis: the description and evaluation of a technique. J. Urol. (Baltimore) **82**, 573 (1959).

— Ureterovesical anastomosis. A comparison of two principles. J. Urol. (Baltimore) **87**, 818 (1962).

PATTON, J. F.: Management of ureteral injuries. J. Urol. (Baltimore) **67**, 852 (1952).

— Ureterovaginal fistula: A new method of reimplantation of the ureter into the bladder. J. Urol. (Baltimore) **42**, 1021 (1939).

PETKOVIĆ, S.: I risultati dell'ureterocistoneostomia. Urologia (Treviso) **19**, 125 (1952).

— Evaluation des resultats de l'urétérocystonéostomie. Acta urol. belg. **25**, 427 (1957).

— Les indications et les techniques différentes de l'anastomose uretero-vesicale et leurs resultats. J. Urol. Néphrol. **62**, 225 (1956).

— Les Blessures de l'uretére. Libreria editrice Canova-Treviso Edizioni di Urologia 1964.

PRENTISS, R. J., and R. B. MULLENIK: Management of ureteral injuries in pelvic surgery. J. Amer. med. Ass. **145**, 1244 (1951).

— —, and J. M. FEENEY: Ureteral implantation clinical experiences. J. Urol. (Baltimore) **77**, 600 (1957).

PUIGVERT, A. La operación de Boari-Casati. Indicaciones y técnica. Arch. esp. Urol. **10**, 101 (1954).

QUÉNU, L.: Les anastomoses uretérales. J. Urol. Néphrol. **65**, 883 (1960).

RIEF, J. A.: „Boariplastik". Verh. dtsch. Ges. Urol. **1959** 131.

ROST, H. F.: Spätresultate der Wiederherstellungschirurgie von größeren Behandlungsschäden des Uteruskarzinom. Zbl. Gynäk. **80**, 541 (1958).

RUSSELL, C. S.: Urinary fistulae and their management. J. Obstet. Gynaec. **63**, 481 (1956).

SAINT-CLAIR, L., and D. HENDERSON: Boari's operation: reimplantation of the ureter in the bladder. Urol. cutan. Rev. **55**, 80 (1951).

SIMANOVSKY, P. N.: Über die primäre Naht des Ureters bei dessen Verletzungen während einer Operation im kleinen Becken. Akush. i. Ginek. **3**, 71 (1954).

SIMONS, M.: L'uretére en chirurgie abdominale. Acta chir. belg. **55**, 473 489 (1956).

SPENCE, H. M., and T. BOONE: Surgical injuries to the ureter. J. Amer. med. Ass. **176**, 1070 (1961).

SPRING, W. B.: The management of injuries to the lower ureter. Canad. med. Ass. J. **75**, 806 (1956).

STAEHLER, W., u. F. HESSE: Surgical treatment and indications in ureteral stenosis caused by uterine carcinoma. Bibl. gynaec. (Basel) **187**, 478 (1956).

STAMM, O.: Traitment des lésions hautes de l'uretére pelvien par anastomose urétéro-urétérale. Gynéc. prat. **10**, 19 (1959).

STAUBITZ, W. J., I. V. MAGOSS, M. H. LENT, E. M. SIGMAN, and O. J. OBERKIRCHNER: Management of ureteral injuries. J. Amer. med. Ass. **171**, 1296 (1959).

STOECKEL, W.: Ureterfisteln und Ureterverletzungen. Leipzig: Breitkopf u. Härtel 1900.

TIRONE, A., e A. GAMBA: La ureteropielostomia crociata. Chirurgia (Milano) 7, 349 (1952).

ÜBELHÖR, R.: Die operative Behandlung der Harnleiterstenosen beim Uteruscarcinom. Krebsarzt 7, 105 (1952).

VALK, W. L., and E. W. DONALD: Ureteroneocystostomy. J. Urol. (Baltimore) 81, 403 (1959).

VERRIÉRE, P.: Uretéro-cysto-néostomie après placé bilatérale des uretérs. J. Urol. Néphrol. 53, 77 (1944/45).

VIQUEIRA-CASAL, J. B.: Las lesiones del ureter en la chirurgia de las neoplasias del utero. Rev. Asoc. méd. argent. 68, 306 (1954).

WASCHKE, G.: Heilung zweier doppelseitiger Ureternekrosescheidenfisteln nach abdominaler Radikaloperation nach Wertheim durch einzeitige Implantation in die Blase. Zbl. Gynäk. 74, 270 (1952).

WEAVER, R. G.: Basic surgical principles of ureteral repair. Surg. Gynec. Obstet. 110, 594 (1960).

— Ureteral Regeneration:ˉ[experimental and chimical. J. Urol. (Baltimore) 79, 31 (1958).

WEBER, H. F. J.: Beiderseitige Ureterimplantation in die Harnblase bei doppelseitiger Harnleiterfistel. Z. Urol. 44, 397 (1951).

WEINBERG, S. R., F. C. HAMM, and B. BERMAN: The management and repair of lesions of the ureter with fistula. Surg. Gynec. Obstet. 110, 575 (1960).

WENIG, H.: Über die Schicksale von Ureter-Scheidenfisteln. Zbl. Gynäk. 80, 1735 (1958).

WERNER, P., u. J. SEDERL: Die Behandlung von gynäkologischen und geburtshilflichen Fisteln. Gynaecologia (Basel) 138, 575 (1959).

WOLLMANN, H.: Einzeitige doppelseitige Harnleitereinpflanzung in die Harnblase. Geburtsh. u. Frauenheilk. 13, 359 (1953).

ZIMMERMANN, I. J., W. E. PRECOURT, and C. C. THOMPSON: Direct uretero-cystoneostomy with the short ureter in the cure of uretervaginal fistula. J. Urol. (Baltimore) 83, 113 (1960).

ZINSER, H. K.: Ureterchirurgie. Geburtsh. u. Frauenheilk. 13, 957 (1953).

ZIPPEL, W.: Ergebnisse der Ureterimplantation in die Blase. Zbl. Gynäk. 77, 1279 (1955).

VIa. Harnleiterersatz durch Ileum

ANNIS, B.: The use of the isolated segment in urology. Brit. J. Urol. 28, 351 (1956).

ARCONTI, J. S.: The isolated ileal segment in urinary surgery. J. Urol. (Baltimore) 77, 182 (1957).

BAKER, R., G. DUNCAN, J. HUFFER, and J. CASON: Physiology of the ureterintestinal anastomosis. J. Urol. (Baltimore) 70, 58 (1953).

BATALLA-SABATE, L., y J. AGUSTE-PEYPOCH: Uretero-ileo-plastia. Barcelona Chirurgica 1, 2 (1957).

BAUM, W. C.: The clinical use of terminal ileum as a substitute ureter. J. Urol. (Baltimore) 72, 16 (1954).

FORET, J.: Neo-uretères en intestin grele. J. Urol. méd. chir. 59, 67 (1953).

FREITAS, R., and A. SADI: Neo-uretero-ileo-cystostomy, substition of the ureter by an isolated segment of the terminal ileum. Urol. int. (Basel) 3, 223 (1956).

GOODWIN, W.ˉE., C. C. WINTER, and R. D. TURNER: Replacement of the ureter by small intestine. Clinical application and results of the ileal ureter. J. Urol. (Baltimore) 81, 406 (1959).

GOUVERNEUR, R., et P. ABOULKER: Les implantations urétéro-intestinales. J. Chir. (Paris) **55**, 481 (1940).

HAND, J. R.: Uretero-intestinal anastomosis. A new technic. West. J. Surg. **61**, 1 (1953).

LEBRUN, P.: A propos de l'urétéro-ileoplastic. Etude physiologique et clinique. These Paris 1955.

MACDONALD, S. A., and P. N. KATARIA: Ureteral substitution by isolated ilieal loop: ileo-ureteroplasty and ileopyeloplasty. Trans. Amer. Ass. gen.-urin. Surg. **48**, 26 (1956).

MCLEAN, D. W., and O. G. FAIS: The use of segments of small intestine as ureters. J. Urol. (Baltimore) **68**, 190 (1952).

MOORE, E. V., R. WEBER, E. R. WOODWARD, and E. GOODWIN: Isoleated ileal loops for ureteral repair. Surg. Gynec. Obstet. **102**, 87 (1956).

MORALES, P. A., S. ASKARI, and R. S. HOTCHKISS: Ileale replacement of the ureter. J. Urol. (Baltimore) **82**, 304 (1959).

MÜLLER, K.: Harnleiterverlängerung durch Dünndarmzwischenschaltung bei Harnleiternekrose. Dtsch. Z. Chir. **264**, 588 (1950).

SCOTT, W. W.: The urologic and pysiologic aspects of ureteral transplantation. Amer. J. Obstet. Gynec. **68**, 1301 (1954).

SCHEWE, E. J. jr., and J. M. SALA: Bilateral ureteral obstruction complicating the treatment of carcinoma of the cervix. Amer. J. Roentgenol. **81**, 125 (1959).

STAMEY, T. A., and W. W. SCOTT: Ureteral ileal anastomosis. Surg. Gynec. Obstet. **104**, 11 (1957).

TORBEY, K., and W. F. LEADBETTER: Use of sero muscular layer of an ileal loop for ureteral replacement. J. Urol. (Baltimore) 88, 746 (1962).

ULITZSCH, K.: Über doppelseitige blasenferne Harnleiterfisteln und ihre Behandlung mittels Dünndarm-interposition. Z. Urol. **42**, 353 (1949).

WARD, J. J., and G. L. RENO: Uretero-ileoneostomy: report of case with 2 years follow-up. Proc. Mayo Clin. **31**, 272 (1956).

VII. Verletzungen und Fisteln der Blase

BRANCATI, R.: Sistemazione degli ureteri nella. Exenteratio mediant; una neovesica a spesa del sigma. Riv. Pat. Clin. **10**, 1 (1955).

BRICKER, E. M., M. BUTCHER, and C. A. MCAFEE: Late results of Bladder Substitution with ileal segments. Surg. Gynec. Obstet. **99**, 469 (1954).

BRUNSCHWIG, A., and R. B. GREENMANN: Urinary diversion with bladder substitution. Surgery **45**, 240 (1959).

BURNHAM, J. P., and F. FARRER: A Group experience with uretero-ileal cutaneous Anastomosis for urinary diversion: Results and Complications of the ileal conduit (Bricker procedure) in 96 patients. J. Urol. (Baltimore) **83**, 622 (1960).

BUTCHER, H. R.: Utility of Ureteroileal urinary diversion in treatment of irreparable ureteral obstructions. Surg. Gynec. Obstet. **109**, 521 (1959).

COUVELAIRE, R.: Les ressoires du greffon intestinal en Urologie. Urol. int. (Basel) **2**, 1 (1956).

DANIEL, O., and R. SHACKMANN: The blood suply of the human ureter in relation to ureterocolico anastomosis. Brit. J. Urol. **24**, 334 (1952).

DAVIDS, A. M., G. J. LESNICK, and A. BELLWIN: Experimental reconstruction of the ureter and an artificial bladder with maintenance of normal urinary function and continence. Internat. Kongreß f. Gynäkologie u. Geburtshilfe, Genf 26.—31. VII. 1954.

GIL VERNET, J. M., et R. GOSALVEZ: Iléo-cystoplastic on colocystoplastic? J. Urol. méd. chir. **63**, 466 (1957).

GRAHAM, G.: The substitute bladder. A report of five cases. Aust. N. Z. J. Surg. **23**, 161 (1954).

HESS, E.: Transplantation of ureters. Amer. J. Surg. **45**, 479 (1939).

HOUSTON, S., H. EVERETT, and H. HILL: Indications for and results of uretrointestinal anastomosis in gynecology. Amer. J. Obstet. Gynec. **68**, 1279 (1954).

HOUTAPPEL, H. C. E. M., and A. M. GRUNDEMANN: Observations on ileoplasty. Brit. J. Urol. **32**, 255 (1960).

JACOBS, A.: Late results of transplantation of ureters into the pelvic colon. Brit. med. J. **4875**, 1340 (1954).

JAFFE, H. L., J. V. MEIGS, R. C. GRAVES, and CH. J. E. KICKHAM: Ureteral and renal complications of carcinoma of the cervix. Surg. Gynec. Obstet. **70**, 178 (1940).

KIRKLAND, K.: The problems of ureteral transplantation. Aust. N. Z. J. Surg. **22**, 241 (1953).

MATHISEN, W.: A new method for ureterointestinal anastomosis. Surg. Gynec. Obstet. **96**, 255 (1953).

MEIGS, J. V., and H. ULFELDER: The evolution of ureterointestinal anastomoses in the Vincent Memorial Hospital. Amer. J. Obstet. Gynec. **67**, 1272 (1954).

MELLINGER, G. T., and G. L. SUDER: Ileal reservoir. J. Amer. med. Ass. **167**, 2183 (1958).

PARACHE, E., e L. LOPEZ DE LA OSA: Implantaciones ureterelas en ginecologia. Acta ginec. (Mad.) **3**, 289 (1952).

PARKHURST, E. C., and W. F. LEADBETTER: A report on 93 ileal loop diversion. J. Urol. (Baltimore) **83**, 397 (1960).

PETKOVIĆ, S.: Beiträge zur Technik der Harnleiter-Darmanastomose. Z. Urol. **45**, 257 (1952).

PYRAH, L. M., and F. P. RAPER: Some uses of an isolated loop of ileum in genitourinary surgery. Brit. J. Surg. **42**, 337 (1955).

PYRAH, L. N.: The use of the ileum in urology. Brit. J. Urol. **28**, 363 (1956).

— Use of segments of small and large intestine in urological surgery, with special reference to problem of ureterocolic anastomosis. J. Urol. (Baltimore) **78**, 683 (1957).

—, A. D. CARE, S. W. REED, and F. M. PASONS: The migration of sodium chloride and potassium ions across. The mucous membrane of the ileum. Brit. J. Surg. **42**, 357 (1954—1955).

RICHARDSON, E. J.: Ileal loop substitute in Ureteral ingurias. J. Urol. (Baltimore) **80**, 17 (1958).

SCHMITZ, H. E.: The „ponch" bladder. Amer. J. Obstet. Gynec. **68**, 1291 (1954).

STAEHLER, W.: Über den Ersatz der total exstirpierten Harnblase durch Dünndarm. Arch. klin. Chir. **273**, 388 (1953).

SWYNGEDAUER, J., L. WERMEAU, M. FLEURY et J. HERENT: Les complications urinaires du traitment radiothérapique du cancer du col utérin. J. Radiol. Electrol. **39**, 618 (1958).

VICCHI, M.: Ureter Darmableitung bei inoperabler Ureter-Blasen-Scheidenfistel (1 Fall) und bei Collumcarcinom mit Einbruch in die Blase (1 Fall). Rev. argent. Urol. **21**, 40 (1952).

WELLS, CH.-K.: The use of the intestine in urology. Brit. J. Urol. **28**, 353 (1956).

Sphincterstarre

BIBUS, B.: Die Starre des Blasenschließmuskels bei der Frau. Z. urol. Chir. Gynäk. **44**, 159 (1939).

CAPACCI, P.: La cosi detta „malattia del collo vesicale" nella donna. Urologia (Milano) **8**, 245 (1953).

CAULK, J. R.: Contracture of the vesical neck in the female. J. Urol. (Baltimore) 6, 341 (1921).

DAVIS, D. M.: Vesical orifice obstruction in women and its treatment by transurethral resection. J. Urol. (Baltimore) 73, 112 (1955).

EMMETT, J. L., S. P. R. HUTCHINS, and J. R. MCDONALD: The treatment of urinary retention in woman by transurethral resection. J. Urol. (Baltimore) 63, 1031 (1950).

HALTER, G.: Die anatomischen Grundlagen der funktionellen Blasenstörungen nach der Radikaloperation des Kollumcarcinoms. Wien. med. Wschr. I, 463 (1953).

HOCK, E. F.: Vesical neck obstruction in the female: Etiology and treatment. J. Urol. (Baltimore) 72, 657 (1954).

HOHENFELLNER, R.: Die transurethrale Sphinkterresektion bei Blasenentleerungsstörungen nach radikalen gynäkologischen Operationen. Z. Urol. 53, 97 (1960).

—, u. U. PLOBERGER: Die Sphinksterstarre. Zbl. Gynäk. 83, 1278 (1961).

MAY, F.: Ein Fall von Sphinktersklerose bei der Frau. Z. urol. Chir. Gynäk. 42, 308 (1936).

PATTON, J. F.: Bladder neck obstruction in women and children. Rocky Mtn. med. J. 46, 540 (1949).

POWELL, N. B., and E. B. POWELL: Transurethral bladder neck resection in the female. J. Urol. (Baltimore) 80, 479 (1958).

RUBRITIUS, H.: Über die Pathogenese der Harnverhaltung prostatischer und nichtprostatischer Natur. Wien. klin. Wschr. 1926, 1168.

SHOEMAKER, L. B., and F. C. HENDRICKSON: Contracture of the vesical neck in females. Urol. cutan. Rev. 52, 205 (1948).

SCHILDBACH, F.: Physiologie der Blasenentleerung unter besonderer Berücksichtigung der postoperativen Harnverhaltung und deren Behandlung. Zbl. Gynäk. 78, 809 (1956).

THÉVENARD, P.: La maladie du col vésical chez la femme. J. Urol. méd. chir. 48, 296 (1940).

WAARD, P. T.: The clinical significance of the bladder neck. Ned. T. Geneesk. 3/32, 2744 (1949).

VIII. und IX. Strahlenschäden am Harnleiter und an der Blase

AMBROSETTI, A.: Die morphologischen Veränderungen der Nervenfasern nach Telekobalt-Therapie bei Neoplasmen der Harnblase. Urol. int. (Basel) 4, 232 (1957).

BARINA, G.: Aspetti delle vie urinarie in rapporto all'applicazione di radium per via pelvi-sottoperitoneale nei carcinomi metastizzati dell'utero; considerazioni su 30 casi trattati. Riv. Ostet. Ginec. 40, 528 (1958).

BASU MALLIK, M. K.: A study of the ureters following Wertheim's hysterectomy. J. Obstet. Gynaec. Brit. Emp. 67, 556 (1960).

BESSERER, G.: Über eine neue Behandlung von Strahlenfrühreaktionen an Blase und Darm. Geburtsh. u. Frauenheilk. 16, 405 (1950).

BÖCKLER, H., u. D. PRINZ: Veränderungen der oberen Harnwege nach Bestrahlung und Operation des Collumcarcinoms. Geburtsh. u. Frauenheilk. 19, 858 (1959).

BRACK, C. B., H. S. EVERETT, and R. DICKSON: Irradiation therapy for carcinoma of the cervix. Obstet. Gynec. 7, 196 (1956).

BRANDSTETTER, F.: Urologische Komplikationen nach vaginaler gynäkologischer Strahlentherapie. Dtsch. Ges. f. Urologie, Aachen, 22/25, IX. 1953.

BUCHMANN, E.: Ureterstenosierung und Hydronephrosenbildung durch Krebsinfiltration und Strahleninduration des Parametriums beim Collumcarcinom. Strahlentherapie 99, 20 (1956).

Bugbee, H. G.: Ureteral occlusion following radium implantation in to the cervix. J. Urol. (Baltimore) **32**, 439 (1934).

Buttenberg, D.: Ursachen und Behandlung von ,Strahlenfrühreaktionen an Blase und Darm. Strahlentherapie **105**, 218 (1958).

Chydenius, J. J.: Strahlenschäden des Darmes und der Harnblase bei der Radiumbehandlung des Carcinoms colli uteri. Acta radiol. (Stockh.) **23**, 220 (1942).

Cosbie, W. G.: The contribution of radiotherapy to the modern treatment of female pelvic cancer. J. Gynec. Obstet. **66**, 843 (1959).

Dargent, M., J. Papillon, J. F. Montbarbon et G. Costaz: Etude systématique de l'urographic pré et post opératoire chez des malades tractées par association radium-chirurgie pour cancer du col de l'uterus an stade de début. Lyon chir. **51**, 711 (1956).

— — — — Modifications fonctionelles de l'arbre urinaire étudiées par l'urographie intraveneuse au cours du traitment combiné radio-chirurgical du cancer du col utérin. J. Urol. méd. chir. **63**, 266 (1957).

Dean, A. L.: Ulceration of the urinary bladder as a late effect of radium application to uterus. J. Amer. med. Ass. **89**, 1121 (1927).

—, and D. P. Slaughter: Bladder injury tubsequent to irridation of uterus. J. Urol. (Baltimore) **46**, 917 (1941).

Döpper, Th., u. A. Jakob: Die Harnstauung beim bestrahlten weiblichen Genitalcarcinom, ihre Häufigkeit und Behandlungsvorschläge. Strahlentherapie **109**, 289 (1959).

Ducuing Negre, P.: Complications du traitement du cancer du col par la radiation. Rev. franç. Gynéc. **32**, 355 (1937).

Durand, L.: Un aspect de la vessie radique. Les complications vésicales tardives de la radium therapie d'indication gynécologique. J. Urol. méd. chir. **63**, 753 (1957).

Fischer, E.: Über Strahlenschäden bei Genitalkarzinomen. Zbl. Gynäk. **77**, 1192 (1955).

Fochem, K., u. K. Weghaupt: Die Bestrahlungsmethode der gynäkologischen Carcinome. Krebsarzt **12**, 250 (1957).

Frick, H. C., H. C. Taylor, R. J. Guttmann, H. W. Jacox, and W. P. McKelway: A study of complications in the surgical and radiation therapy of cancer of the cervix. Surg. Gynec. Obstet. **111**, 493 (1960).

Goldstein, M. B.: Blasenkomplikationen nach Bestrahlung wegen Gebärmuttercarcinom. Krebsarzt **16**, 150 (1961).

—, u. V. Dragon: Das Strahlenulcus der Blase und seine Bedeutung. Z. Urol. **53**, 447 (1960).

Gowing, N. F. C.: Pathological changes in the bladder following irradiation. Brit. J. Radiol. **33**. 484 (1960).

Graves, R. C.: Bladder and ureter in gynecology. Amer. J. Surg. **84**, 279 (1952)

Gray, M. J., and H. L. Kottmeier: Rectal and bladder injuries following radiumtherapy for carcinoma of the cervix at the Radiumhemmet. Amer. J. Obstet. Gynec. **74**, 1294 (1957).

Grünberger, V., u. K. Weghaupt: Die Heilungsergebnisse des Collumcarcinoms der I. Univ.-Frauenklinik Wien. Wien. med. Wschr. **73**, 587 (1961).

Guze, L. B., and W. O. Shea: Experimental hydronephrosis produced by beta irradiation of the ureter. J. Urol. (Baltimore) **79**, 801 (1958).

Hagstrom, R. S., and J. H. Bridenbaugh: Reversible bilateral ureteral obstruction due to Radiation reaction. Urol. int. (Basel) **2**, 126 (1956).

Heinrichs, O.: Strahlenschädigungen an der weiblichen Harnblase. Krebsarzt **13**, 113 (1958).

HELBING, W.: Zur Bedeutung der postoperativen Nachbestrahlung beim Kollumcarcinom. Zbl. Gynäk. **83**, 513 (1951).

HOFMANN, D.: Über den Einfluß der gynäkologischen Bestrahlung auf die Harnwege. Röntgenblätter **12**, 321 (1959).

—, u. E. KÜNZLER: Über Ursachen und zeitliches Auftreten von Harnwegskomplikationen nach Strahlenbehandlung des Collumcarcinoms. Geburtsh. u. Frauenheilk. **19**, 789 (1959).

HOHENFELLNER, R., u. K. WEGHAUPT: Zur Behandlung des radiologischen Spätulcus der weiblichen Harnblase. Urol. int. (Basel) **4**, 241 (1957).

— — Urologische Komplikationen als Bestrahlungsfolge des Kollumkarzinoms. Strahlentherapie **122**, 362 (1963).

HOLLSTEIN, K., u. M. HESS: Über Früh- und Spätreaktion von Blase, Darm und Haut nach Radium- und Röntgenbehandlung bösartiger gynäkologischer Tumoren. Strahlentherapie **87**, 295 (1952).

HUEPER, W. L., V. FISCHER, J. CARVAJAL-FORERO, and M. R. THOMSON: Pathology of experimental röntgencystitis in dogs. J. Urol. (Baltimore) **47**, 156 (1942).

JAFFE, H. L., J. V. MEIGS, R. C. GRAVES, and CH. J. E. KICKHAM: Ureteral and renal complications of carcinoma of the cervix. Surg. Gynec. Obstet. **70**, 178 (1940).

KEPP, N. K.: Grundlagen der Strahlentherapie. Stuttgart: Thieme 1952.

KICKHAM, CH. J. E.: Urologie pitfalls in the management of carcinoma of the cervix. J. Urol. (Baltimore) **80**, 229 (1958).

KIRCHHOFF, H.: Komplikationsreiche Veränderungen am Harnsystem nach Strahlentherapie des Collumcarcinoms. 9. int. Congr. Radiol. **1**, 757 (1961).

KLOSTERHALFEN, H.: Zur Pathogenese und Therapie der nach Strahlenbehandlung des Genitalcarcinoms auftretenden Harnstauungsnieren. Z. Urol. **53**, 693 (1960).

KREBS, W., u. M. MEBEL: Über Erfolge und Mißerfolge in der Behandlung von Strahlenschäden an Harnleiter und Blase beim weiblichen Genitalcarcinom. Dtsch. Gesundh.-Wes. **16**, 1542 (1961).

KULITZY, G.: Die Strahlenschädigung der Blase. Z. urol. Chir. Gynäk. **46**, 125 (1941).

LEISSNER, H., and O. KJELLGREN: Radiumreaction in the bladder. Acta obstet. gynec. scand. **38**, 544 (1959).

LEUCUTIA, T.: The question of ureteral obstruction by irradiation. Amer. J. Roentgenol. **53**, 291 (1945).

MAGENDIE, G., et R. BALLANGER: Le traitement des complications urinaires de la radiochirurgie du cancer du col utérin. Rev. franç. Gynéc. **54**, 261 (1959).

MARCEL, J. E., et G. MONIN: Complications urinaires hautes après curie et roentgenthérapie pour cancer du col utérin. J. Urol. méd. chir. **61**, 249 (1955).

MOONEN, W. A.: Spätstriktur des Ureters nach der Behandlung von Cervixcarcinom. Ned. T. Genesk. **103**, 2492 (1959).

MOVAT, H. Z., R. H. MORE, and D. WOLOCHOW: Cellular and intercellular changes after mechanical, chemical or radiation injury of connective tissue. Brit. J. exp. Path. **41**, 97 (1960).

MÖNCH, L., u. J. HOLTORFF: Über die Bedeutung urologischer Spätschäden bei der Behandlung des Uteruskarzinoms. Geburtsh. u. Frauenheilk. **24**, 864 (1964).

MURPHY, J. J.: Management of some late complications of pelvic irradiation. J. Urol. (Baltimore) **74**, 780 (1955).

MUTH, H.: Über Funktionsstörungen der ableitenden Harnwege nach Strahlenbehandlung und Radikaloperation des Collumcarcinoms. Z. Geburtsh. Gynäk. **151**, 267 (1958).

— Zur Prognose der nach Strahlenbehandlung und Radikaloperation des Collumcarcinoms auftretenden Hydronephrose. Zbl. Gynäk. **81**, 861 (1959).

McNally, A.: Late bladder complications following application of radium to the uterus or uterin cervix. Amer. J. Röntgenol. **40**, 895 (1938).

Naujoks, H.: Cystometrische Befunde während der Strahlentherapie des Collumcarcinoms. Zbl. Gynäk. **81**, 573 (1959).

Neef, Th. C.: Zur Technik der Radiumapplikation (Neue Filter, Instrumentarien und Schutzvorrichtungen), Strahlentherapie **44**, 257 (1962).

Oehlert, C., u. M. Buss: Über die Veränderungen in Blase und Darm nach der Bestrahlungsbehandlung von Gebärmutterhalscarcinomen. Geburtsh. u. Frauenheilk. **15**, 462 (1955).

Ottow, B.: Irreversible Schleimhaut und Gefäßveränderungen der Harnblase nach gynäkologischen Röntgen- u. Radiumbestrahlungen. Zbl. Gynäk. **56**, 1722 (1932).

Perrier, C.: Radionécroses vésicales. Rev. méd. Suisse rom. **62**, 725 (1942).

Persky, L., and G. Austen: ACTH in radiation cystitis. J. Urol. (Baltimore) **70**, 724 (1953).

Picha, E., u. K. Weghaupt: Über Blasen- und Rectumschäden im Rahmen der gynäkologischen Strahlentherapie. Wien. klin. Wschr. **1956**, 473.

Pool, T. L.: Irradiation cystitis. J. Amer. med. Ass. **168**, 854 (1958).

Praetorius, M.: Oestrogenbehandlung des Strahlenulcus der Harnblase, Med. Klin. **48**, 817 (1953).

Ries, J.: Zur praktischen Radiumdosimetrie mittels kleinster Ionisationskammern. I. Teil Strahlentherapie **78**, 411 (1949). II. Teil bei Bomke, H. A. u. H. Eberle: Strahlentherapie **78**, 417 (1949).

Skowronska, J., and S. Skowronski: Complications during x-ray treatment of the cancer of uterus. Nowotwory **6**, 145 (1956).

Suttora, T.: Alterazioni dell 'apparato es cretore urinario, ed in particolare della sua parte alta, dopo interventi radicali per carcinoma del collo uterino. Riv. ital. Gynec. **35**, 183 (1952).

Schewe, Jr. E. J., and J. M. Sala: Bilateral ureteral obstruction complicating the treatment of carcinoma of the cervix. Amer. J. Roentgenol. **81**, 125 (1959).

Stingl, A.: Tödliche Peritonitis durch Blasenperforation nach Dauerheilung eines operierten und nachbehandelten Kollumcarcinoms. Zbl. Gynäk. **76**, 197 (1954).

Tischer, H., u. A. Zängl: Zur Chirurgie der Strahlenschäden oberer Darmabschnitte. Wien. klin. Wschr. **1954**, 525.

Trabucco, A.: Fisiopathologia de la vejiga y del uretér pelviano por radiaciones ionizentés en la pelvis. 12. Congr. Soc. int. d'urology 241 (1961).

Trompke, R.: Bestrahlungsfolgen im kleinen Becken und ihre chirurgisch urologische Behandlung. Med. Klin. **1957**, 1301.

Twombly, G. H., E. Cacers, and J. A. Corscaden: Cause, incidence and treatment of irradiation injuries in female pelvis. Amer. J. Roentgenol. **68**, 779 (1952).

Uhlir, K., and K. Neuwirth: The effect of irradiation of the pelvic region the urinary system. Congr. urol. Soc. int. durol. (Rio de Janeiro) 433 (1961).

Wachs, E.: Beitrag zu den Strahlenschäden. Z. ärztl. Fortb. **51**, 381 (1957).

Wallace, D. M.: Ill effects of radiotherapy. Brit. J. Urol. **26**, 364 (1954).

Westfall, M. P.: In vivo solid state radiometry. J. Urol. (Baltimore) **87**, 737 (1962).

Wilson, C., J. M. Ledingham, and M. Cohen: Hypertension following x-irradiation of the kidneys. Lancet **1**, 9 (1958).

Zeigermann, J. K., E. G. Tulsky, and P. Makler: Postradiation nephritic syndrom; report of a case. Obstet. Gynec. **2**, 542 (1957).